肿瘤防治与康复
六十八问

谢继增　著

中医古籍出版社

图书在版编目（CIP）数据

肿瘤防治与康复六十八问/谢继增著．－北京：中医古籍出版社，2011.2
ISBN 978－7－80174－947－5

Ⅰ.①肿… Ⅱ.①谢… Ⅲ.①肿瘤－防治－问答②肿瘤－康复－问答
Ⅳ.①R73－44

中国版本图书馆CIP数据核字（2010）第251616号

肿瘤防治与康复六十八问

谢继增　著

责任编辑　刘　婷
封面设计　映象视觉
出版发行　中医古籍出版社
社　　址　北京东直门内南小街16号（100700）
印　　刷　北京金信诺印刷有限公司
开　　本　710mm×1000mm　1/16
印　　张　13
字　　数　130千字
版　　次　2011年2月第1版　2011年2月第1次印刷
印　　数　0001～2000册
书　　号　ISBN 978－7－80174－947－5
定　　价　20.00元

前　言

肿瘤每年要夺去全世界630万人的生命。特别指出的是，近30年来，我国癌症发病率与死亡率一直呈持续增长趋势。20世纪70年代、90年代和21世纪初，每年死于癌症的人数分别为70万、117万和150万。目前全国癌症死亡已居各类死亡的第一位，每死亡5人，即有1人死于癌症。

为遏制肿瘤对人类的肆虐，医院肿瘤专家组以济世为民为己任，怀着对美好生活的赤诚追求和对科学必将战胜病魔的坚定信心，经过三十多年的孜孜求索，运用现代科学与祖国中医理论有机结合，研究出来治疗肺癌新药“七贝肺安”系列，该药的诞生立即引起全国乃至世界医学界的高度重视，并多次在国际医学大会上获金奖，更难能可贵的是“七贝肺安”系列为上万例肺癌患者减轻了痛苦，延长了生命，提高了生活质量。

鉴于许多患者和亲属对肿瘤知识的缺乏，特别是有的肺癌患者束手无策，以至多花钱和延误治疗期限，我们根据多年的临床经验，用通俗易懂的形式，将有关肿瘤的预防、治疗、康复一般常识，设为六十八则学问题目，力图作全方位的论述和介绍，以便有助于广大读者，特别是求医寻药的癌症患者，且通过大量病例告诉患者，只要有坚强的信心和决心，采取正确的治疗方式方法，癌症并不是不治之症，癌症是可以战胜的。

本书之编写，我院谢峰同志做了大量工作，付出了很多辛劳；并特请北京中医药大学宋书功教授统稿、审阅及语言文字之润饰；责任编辑刘婷同志学风严谨，治学认真，在编审工作中颇为辛苦，在此一并表示衷心的感谢！

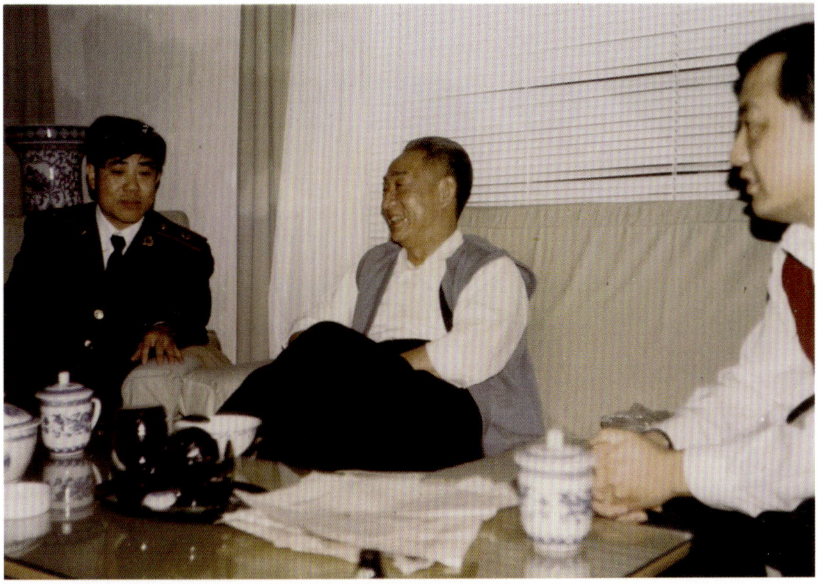

1994 年国务院副总理邹家华接见

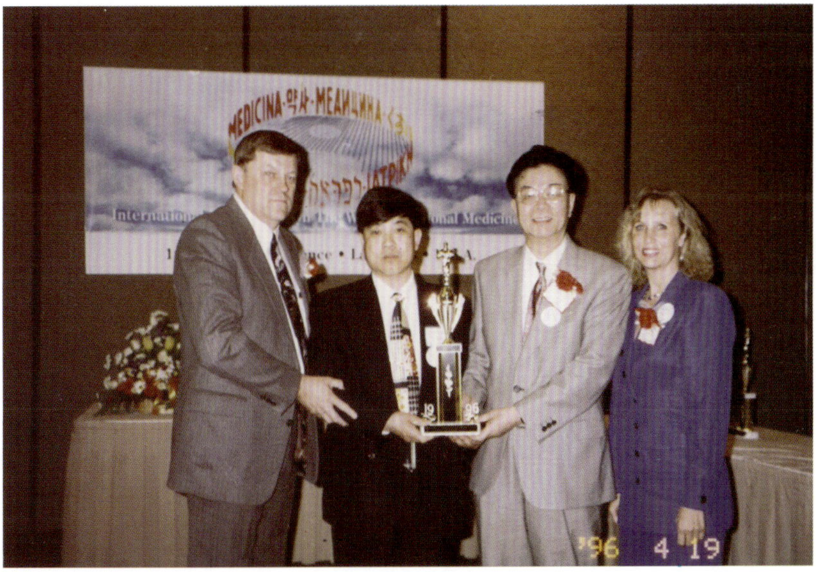

1996 年美国国会议员与国家中医药管理局副局长朱杰授予奖杯

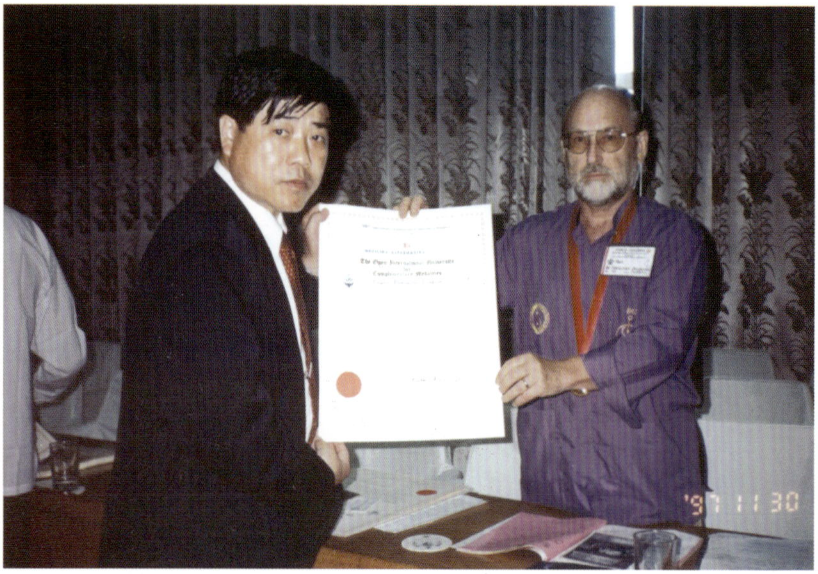

1997 年世界卫生组织副主席授予博士学位

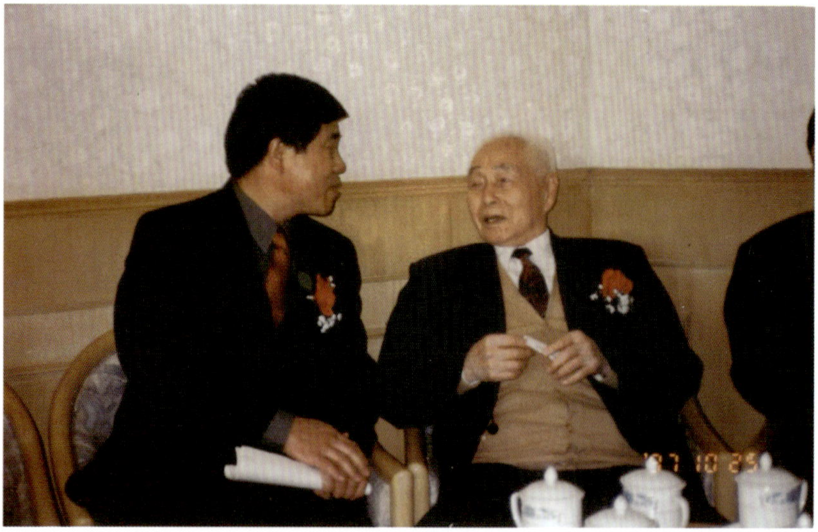

1997 年与世界医学博士、卫生部部长钱信忠接见

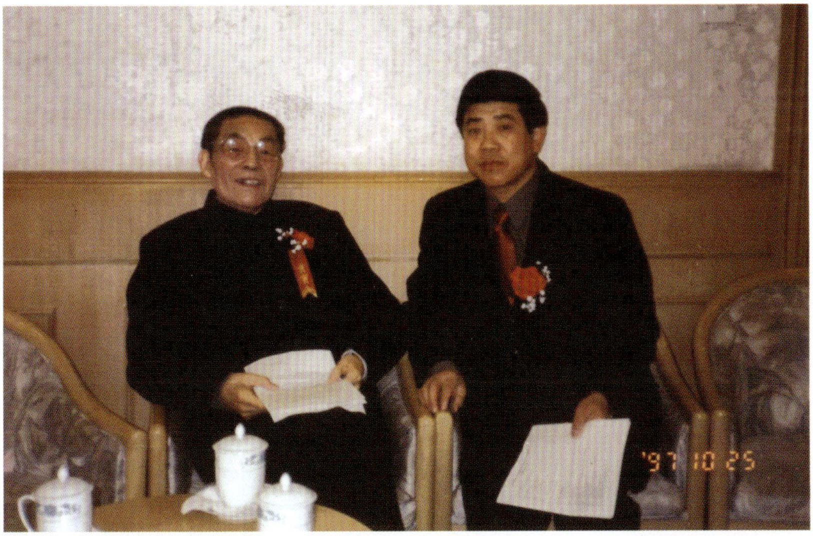

1997 年与中国工程院院士北京中医药大学董建华教授在一起

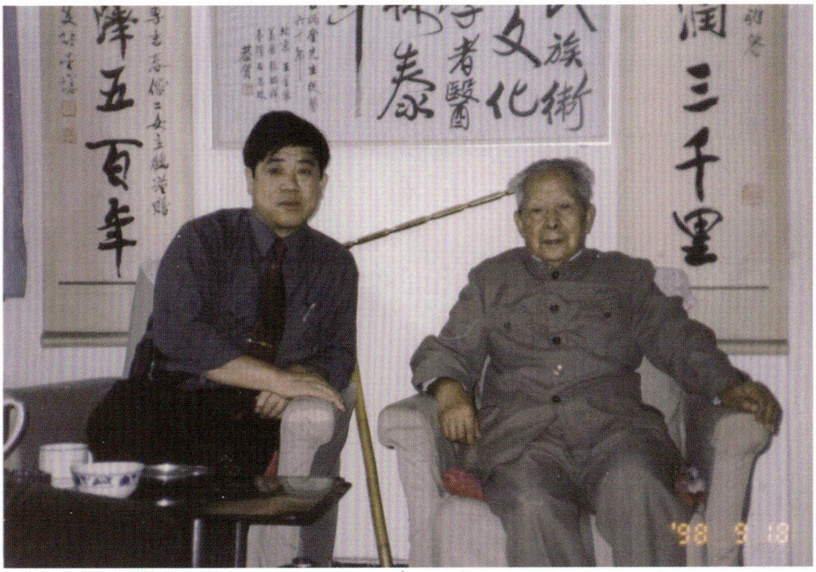

1998 年与第一任国家中医药管理局局长吕炳奎合影

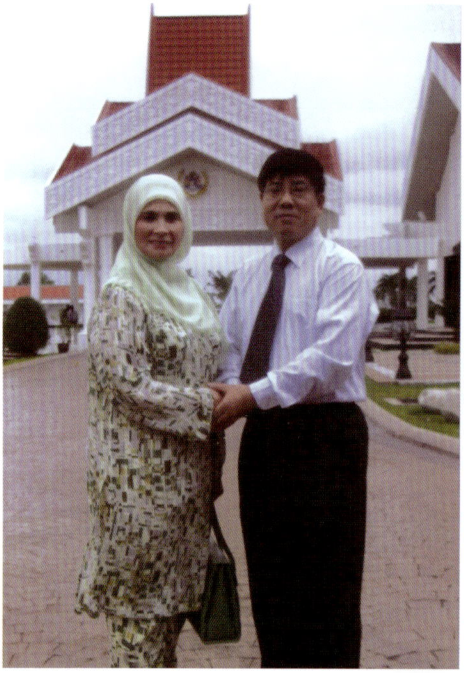

为甲州州王皇后治病留影

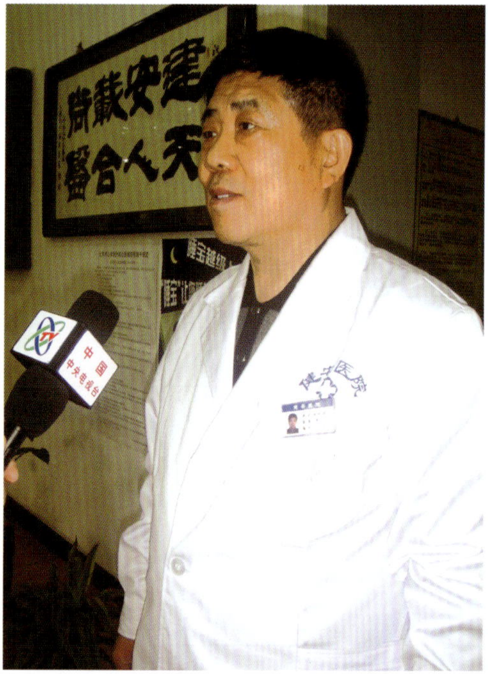

2009年接受央视采访

目　录

一　问说篇

二　附文篇

三　媒体之声篇

一 问说篇

一、什么是肿瘤?

肿瘤，是人体中正在发育的或已成熟的正常细胞，在各种因素长期作用下，出现过度增生或异常变化形成的新生物。癌与正常组织细胞不同，不按正常细胞的新陈代谢规律生长，而变得不受约束控制，呈无规律的生长，以至可破坏正常组织器官的结构并影响其功能。肿瘤细胞与正常细胞相比，有结构功能和代谢的异常，它们具有超过正常的增生能力，这种增生和机体很不协调。恶性肿瘤细胞还能向周围浸润蔓延，甚至扩散转移到其它器官组织，继续迅速增生，造成对人体的极大危害。人体几乎所有的器官和组织都可以发生肿瘤，因此肿瘤是一类极其复杂的疾病，其特征为异常细胞的失控生长，并由原发部位向它处播散，这种播散如无法控制，将侵犯要害器官并引起衰竭，最后导致死亡，人们常说的癌症就是恶性肿瘤，这是一大类疾病的总称。

二、癌细胞是怎样产生的?

正常细胞转化为癌细胞的过程称为“癌变”、“恶变”。癌变的原因和过程至今尚不完全清楚。一般认为人体正常细胞转变为癌细胞是一个复杂的过程，这需要一段相当长的时间，是由量变到质变的过程。如在这段时间引起重视，用药调理会起到很好的疗效。在研究中发现正常人体就存在一组能够引起细胞癌变的基因—癌基因。正常情况下癌基因对人体并无危害，且对细胞生长分化起着重要作用。因此癌基因尽管人人有之，但并非人人都得癌。只有当机体受到各种致癌因素的反复作用后，处于静止状态的癌基因就被激活，基因结构产生突变或基因表达失去控制，从而破坏了正常的动态平衡，于是癌细胞就产生了。

三、哪些因素可以促使癌细胞的产生?

促使癌细胞生成的因素大体可分为两大类，第一类为外源性致癌因素，第二类为自身内源性因素。①外源性致癌因素主要包括：紫外线放射线长期刺激，长期接触砷、铅、硫等化学物质和食用亚硝胺霉菌和腐烂食物都可促使癌细胞的产生。②内源性因素包括：内分泌功能混紊乱，长期精神过度紧张或精神抑郁都可导致气滞，使癌发生。另外人体具有抗肿瘤免疫功能，如体质虚弱免疫力下降，在致癌因素作用下也容易发生肿瘤。尽管外源性致癌因素的刺激容易发生肿瘤，但是在同样条件下接触致癌因素，有的人发病，有的人则不发病。可见外因虽然重要，但必须在内因的基础上才起作用。所以我们要养成良好的生活习惯，坚持体育煅炼，保持良好的心情，这样就可减少肿瘤的发病率。

四、恶性肿瘤的早期发现信号是什么？

由于恶性肿瘤目前尚无特殊的治疗方法，而早期的肿瘤，经过合理的综合治疗，能取得良好的治疗效果。因此，早期发现，早期合理的治疗是十分重要的。而癌症的发生，患者往往有一些症状。如能引起患者的重视，及时就诊，采取适当的治疗措施，会取得良好的治疗效果。目前公认的癌症早期信号有以下 10 条：

（1）在乳腺皮肤或身体任何部位可摸到的肿块，经一般的对症治疗不消退。

（2）疣和痣近期内发生明显变化，如原来有毛的脱毛，渗液、迅速增大等。

（3）持续性消化不良内科治疗无效。原有消化性溃物疼痛性质及规律的改变。

（4）吞咽后胸骨不适，食管有梗噎感。

（5）耳鸣、听力减退、鼻塞、流鼻血，有时伴有头痛或颈部肿块，经一般治疗无效者。

（6）月经期以外的或绝经期后的阴道出血，特别是性交后出血。

（7）持续性、刺激性干咳，痰中带血或血丝，声音嘶哑、胸痛。

（8）大便形状的改变，便秘与腹泻相交替，大便带血或黑便；无痛性血尿，腰部持续性钝痛。

（9）久治不愈的伤口，皮肤溃疡。

（10）原因不明的进行性消瘦和乏力，持续性低热、中等度发热及出虚汗。

五、癌症诱因有哪些?

1. 胆固醇低者易患癌

国外研究发现，血液中胆固醇值上升，心血管疾病增加，癌症减少；反之，心血管疾病减少，而癌症却增加。研究发现，胆固醇值在190毫升/分升以下的男性，癌症发生率可达一般人的3倍。因为人体内一种具有消灭癌细胞能力的白细胞，必须依靠胆固醇的高低直接决定这种血细胞数量的多少与活性强弱。

2. 一些花卉会促发癌

我国科研人员从1693种中草药和植物中共检出18个科中的52种植含有促癌物质，这些物质多属大戟科和瑞香科。其中，铁海棠、红脊桂花、变叶木、火殃乐、金果榄等一些花卉、树种，均含有一定的促癌物质。

3. 室内养鸟易患癌

荷兰的一系列调查统计显示，有养鸟癖而且喜欢将笼鸟置于室内者，进入老年后患肺癌的可能性比一般人要大7倍。室内养鸟会大大污染室内空气，当大量的畸形反应物、尘埃和细微鸟毛进入肺部后，人体内的红血球部分失去工作效能并引起免疫机能部分受损，从而导致患上肺癌的可能。

六、癌症会不会传染?

这是病人及其家属非常关心的问题。一般来讲癌症是不会传染的。长期与癌症病人接触的医务人员、患者家属，他们的癌症发病率并不比其他人高。故目前还没有证据表明癌症会传染。

七、得了癌怎么办?

得了癌症，这是任何人都难以接受的。但对于这突然而来的意外，首先思想上必须镇定，不能让病给吓倒，应冷静地考虑如何取得恰当的治疗。寻求真正有经验的治癌专家，求得及时治疗和帮助，从一开始就不要走弯路。其次是必须抓紧时间，“时间就是生命”。除了求助医生之外，自己应该增强与癌症作长期斗争的决心，稳定情绪、增强信心，进行自我疗养，配合医生治疗，一定能取得理想的效果。正如俗话所说：“积极的情绪可以治癌，消极的情绪可以致癌。

八、肿瘤病人如何进行自我调节?

病人在被确诊为肿瘤时，通常会产生各种复杂的心态，甚至难以相信，认为诊断有误。有些人过度紧张，忧虑重重，恐惧害怕，意志消沉甚至悲观绝望；但多数人能正确认识，勇敢而理智地面对疾病，争取时间，积极配合治疗。病人的心态，对治疗及康复至关重要。并不是所有的病人从一开始就有良好的心态，大多数都需要一个调整的过程。在调整过程中别人的鼓励和帮助是一方面，更重要的是自我心理调节。包括以下几点：①敢于面对现实，树立战胜疾病的信念。人的一生中谁都难免会得这样、那样的疾病。无论是大病小病，都应坦然面对，就如同针对敌人一样，要有勇于斗争取得胜利的决心，如果在各种挫折下丧失了信心，精神也被打垮，那么即使是有希望治愈的疾病，也会收效甚微。所以对患者来说，生命每延续一天，就有一线希望，其信心和精神就决不能垮。②提高心理素质，善于自我调节。多数情况下病人的心理状态是复杂而又矛盾的，既留恋美好生活对未来抱有希望，又不堪忍受疾病的折磨。对患者而言，越是病情严重的时候，越需要顽强的毅力，鼓足精神与病魔斗争，乐观的生活态度是每个病人都应持有的。况且癌症不再是绝症，早期癌症完全可以治愈，即使晚期病人仍有很好的治疗办法，有的可以长期带瘤生存。因此，患者完全可以减轻心理压力，调节好自己的心理状态看电视、听音乐，做自己高兴做的事，都可以使身心放松。保证良好的心理状态，吃好、睡好、休息好能够增强自身的抗癌能力，有利于疾病的康复。③了解一些有关知识，正确认识肿瘤。了解目前医学界对肿瘤防治的发展。近年来，人类为征服肿瘤做出了巨大努力，并取得了明显的成效。肿瘤不再是绝症。当今社会，科学技术发展迅速，我们应改变过去对肿瘤的看法，应认识到肿瘤只是人类疾病的一种而已。肿瘤造成的后果并不比心肌梗塞、中风、尿毒症等严重。然而人们对肿瘤的心理压力却远远超过了这些疾病。许多治愈后的肿瘤病人可以正常的工作、生活。

九、家庭成员应如何照顾、体贴癌症病人？

一个人患了癌症给家庭带来的冲击是很大的，全家都为之操心、痛苦和奔忙。而家属又在癌症治疗中起很大作用。因此，家庭成员在癌症治疗中要尽量做到以下几点：

（1）正视现实勇挑重担。当病人诊断明确后，家属首先要经受住这一意外的打击，不要惊慌失措，应尽快从医生那里了解患者的真实情况，并配合医生选择最佳的治疗方案；同时鼓励病人接受治疗，争取最好的效果，尽力使病人感受家庭的温暖，增强与疾病作斗争的信心。

(2) 尽量为病人营造一个良好的周围环境，如果病人能承受了解病情的刺激，则应在适当的时间坦率地将病情告诉病人，以便调动病人自身的积极性，更好的配合治疗。

(3) 在病人治疗期间，家庭成员肯定要付出极大精力。大家不要互相推诿、埋怨，而要加强谅解，互相帮助，共同克服困难。

(4) 在医生的指导下，做好病人的家庭护理工作，合理按排病人的饮食、起居，努力学习和掌握一定的医学护理知识。

(5) 长期的繁重劳动和精神压力，可能会使家属产生情绪不稳定，如烦躁、灰心、失望等，家庭关系也可能会变得复杂起来。由于家属的顶撞或态度冷淡，都可能给病人带来烦恼、抑郁等消极情绪，甚至拒绝治疗。这时家属要充分理解病人的心情和痛苦。在病人病情恶化时，家属更应给病人以精神支持，使病人得到心灵上的安慰。

总之，在肿瘤病人整个诊治和康复过程中，家属所起的作用决不小于医生和护士。病人从家属那里得到了各种各样的帮助和支持，家属们用其永恒的爱心与同情心给痛苦中的病人以希望和勇气，他们对医生来说是最好的助手。

十、晚期癌症患者能否长期使用吗啡类止痛药?

今后忍受癌痛折磨的病人将越来越少，因为世界卫生组织提出了“2000年让癌症患者不痛”的目标。据专家分析说，影响我国癌症病人疼痛控制的主要障碍因素有观念问题，也有供药渠道问题。全国癌症疼痛现状调查证实：医务人员及其家属均普遍存在“吗啡恐惧症”，在影响麻醉药品使用中，医护人员认识不正确占20%。医生不开麻醉药的原因中，有许多是因为病人家属不同意使用。

其实用于止痛和吸毒根本就是两码事。北京市卫生局领导说：“有疼痛的病人服用麻醉品不是为了追求快感，而是为了止痛。疼痛终止了，绝大部分病人可以不再继续用药。且一般口服类吗啡药成瘾性极低”。我国现在已有效果很好的口服吗啡控释药物且对癌症患者不控制用量。

我院多年临床观察发现，止痛药和其他疗法的配合明显提高了癌症病人的治愈率。来这里就医的早期癌症病人几乎全部都生存着，而以天来计算生命的晚期病人也延长至几个月、几年……止痛使癌症病人增强了生存欲望坚定了生存的信心。所以我院提出了不让癌症病人疼痛的口号。

十一、什么是肺癌？

肺部肿瘤种类较多，按其源可分为原发性和继发性（转移性）。按其生物特性可分为良性与恶性。最常见的恶性肿瘤为原发性支气管肺泡癌（约占50%），其次为肺转移癌。通常人们所说的肺癌即原发性支气管肺泡癌，是肿瘤细胞起源于支气管粘膜或腺体的一类肿瘤。据有关资料表明，肺癌的发病率和死亡率占各种恶性肿瘤之首。但由于肺癌的早期诊断和治疗目前尚缺乏有效手段。70%～80%的病人在确诊后已处于中晚期，因此总的5年生存率仍很低，但通过我们二十多年对肺癌的认识治疗和体会，有望进一步提高生存率。

十二、肺癌的四大征兆是什么？

肺癌是中老年人常见的肿瘤之一，恶性程度高，发展迅速，临床上一旦症状明显，大多已属晚期，治疗效果较差。但大量的临床实验证明，肺癌早期并非毫无迹象，若能尽早察觉发现，采取积极治疗，就有可能治愈或延长寿命。

一般来说，肺癌早期常有以下四大症状。

（1）咳血：肺癌早期最常见的症状之一。其特点是中老年人突然咯血痰，或痰中反复带血，常易被误诊为支气管扩张、支气管炎、肺炎的疾病。

（2）杵状指：表现为指、趾末端膨大，指甲突起变弯，常伴有疼痛。关节炎常与杵状指同时存在，在肺癌病灶很小，尚难发现是首先出现。表现为游走性关节炎症状，肘、膝、踝、指掌关节烧灼样疼痛，活动障碍，可能出现水肿和胫骨、腓骨骨膜增生等，被称为类风湿性关节炎样关节炎。

（3）男乳女化：男性的乳房女性化，一侧或两侧增大，甚至变的像女性乳房样丰满。男乳女化常易被忽视，甚至误诊为单纯乳腺增生而被切除。

（4）多发性肌炎：表现为进行性周身无力，食欲减退，加重时行走困难、卧床难起。其他表现还有无明显的声音嘶哑伴气喘，一侧颈部明显浮肿，一侧眼裂变，眼睑下垂等。

十三、哪些因素可引发肺癌？

肺癌的病因非常复杂，迄今尚未完全清楚，目前公认的发病因素如下：

（1）吸烟：大量资料表明长期吸烟与肺癌的发生有密切关系。烟雾中主要含有尼古丁、一氧化碳、苯并芘、亚硝胺和一些放射性元素等多种致癌物质，国内外均有报道证明吸烟与肺癌的发生至关重要，且与吸烟量有关，吸烟时间愈长、量愈大，发病率与死亡率愈高。近几年国外证明，丈夫吸烟的妻子（即被动吸烟者），发生肺癌 2 倍于夫妇均不吸烟者，其产生肺癌的危险度随丈夫的吸烟量增加而增高。在此，告戒那些吸烟的朋友，为了您及家人的健康请早日戒烟。

（2）大气污染：据统计，城市肺癌发病率高于农村，且大城市高于中小城市，工业发达国家高于工业落后国家。这可能与工业废气和致癌物质污染大气有关。

（3）某些职业性致肺癌因素：如棉、砷、铬、镍、煤焦油、芥子气、二氯甲醚、烟草的加热产物，放射性物质如电离辐射、微波辐射等。以及长期接触与吸入粉尘，均可诱发肺癌。

（4）肺部慢性病变或瘢痕组织的刺激：慢性支气管炎、肺结核、弥慢性肺阳质纤维化患者，肺癌发生率均较正常人偏高。

（5）日常生活习惯的改变也是导致肺癌发生的主要原因：如季节规律的改变“春、夏、秋、冬”四季温度逐渐由暖到寒，在由寒到暖。目前由于科学技术导致季节不分，（如夏季长期使用空调，即改变了正常的自然规律）室内装修用品如：油漆、大理石等所含放射性物质、化学元素长期作用于人体也是一种致癌因素。化纤性服装也不例外。另外各种因素导致的长期便秘也是引起肺癌不可忽视的原因。据临床统计肺癌患者中表明，有 60%～70% 的患者有长期便秘史。中医理论认为肺与结肠相表里，长期便秘致使毒素不能排出体外，又回吸收入血，刺激肺脏。另外，病毒感染、真菌毒素（黄曲霉素），维生素A缺乏，机体免疫状态低下，内分泌失调，原癌基因活化如基因突变过度表达，以及抑癌基因缺乏突变，失去了对细胞调控的平衡能力。

十四、肺癌分哪些类型？其特点如何？

1. 根据肿瘤的发生部位分型

（1）中央型：临床将生长在段以上的支气管，位于肺门附近的肺癌称中央型，以鳞癌和小细胞癌常见。

（2）周围型：肿瘤生长在段支气管及其分支以下的肺癌称周围型，以腺癌常见。

（3）弥漫型：肿瘤生长在细支气管或肺泡，弥漫分布于两肺。

2. 以组织病理分型

（1）鳞状上皮细胞癌（鳞癌）为最常见的类型，约占原发性肺癌的40%～50%。鳞癌偏向管内生长，故早期即可引起管腔狭窄，导致阻塞性肺炎和肺不张。分化好的鳞癌生长缓慢，转移较晚，常有局部肋骨破坏。

（2）腺癌约占25%左右，腺癌组织血管较丰富，故局部浸润和血行转移较鳞癌早。易转移至肝、脑，更易侵犯胸膜引起胸腔积液。

（3）小细胞癌：在肺癌中恶性程度最高。约占原发性肺癌的1/5，且患病年龄较轻。常侵犯肺实质，易与肺门纵隔淋巴结融合常误诊为纵隔肿瘤。此型癌细胞生长快，侵袭力强，远处转移早。

（4）大细胞癌：本型肺癌发生转移较小细胞晚，手术切除机会较小细胞癌多。

（5）细支气管癌又称肺泡癌，是一种分化较好的原发性腺癌多发与中年，且与吸烟关系不大，本病又有结节型与弥漫型之分。前者为肺内孤立性圆形灶，后者为弥漫播散结节灶或大片炎症样浸润。单发性肺泡癌的病程较长，转移慢，手术切除机会多，5 年生存率较高。但分化差者，预后也较差。

（6）混合型肺癌：近年发现不同类型癌细胞混合存在，其中以腺癌与鳞癌混合较为常见。

十五、肺癌有哪些临床症状？

依肿瘤发生的部位、类型、大小、发展阶段或转移程度不同，其症状表现不同：最常见的症状为肿瘤刺激支气管引起咳嗽、无痰或少量白色泡沫痰。癌组织的血运丰富，常出现痰中带血，若侵蚀大血管，可引起大量咳血。肿瘤累及胸膜或纵隔，可产生不规则的胸部钝痛，若侵入胸壁、肋骨或压迫肋间神经，则胸痛剧烈。此外如出现大量胸腔积液，可引起呼吸困难，甚至不能平卧。癌肿或肿大淋巴结压迫喉返神经时，出现声音嘶哑；压迫上腔静脉时，头部或上肢静脉回流受阻，可出现头颈部及上肢水肿。如肿瘤转移到其它器官如肝、脑、胃、肾上腺等，则引起相应的症状和体征。

十六、便秘与肺癌有何关系？

经临床观察约30%的肺癌患者有较长时间的便秘史。长期便秘会因体内产生的有害物质不能及时排除体外，又被吸收入血，引起机体生理功能紊乱。出现食欲减退、腹胀、口内异味、易怒等症状。专家认为便秘者的粪便中存在一种致癌突变物质，经测定该突变物质与目前已知的几种致癌物质类似，这些致癌突变物质经肠道吸收后随血液循环进入体内刺激敏感的肺组织、乳腺组织等，引起该组织的癌变。

中医理论认为：不活则塞、不活则结、不活则积、活者则通、活者能生，气活肠自运、气活肠自润，气虚失运、血虚失润。肺虚气衰不能运行，血虚津少不能润肠，要清肠中积，必调肺部气。这样津液湿润和阳气推动，脾胃阴津下输肠道滑利大便自出，从而达到便畅而体健，又因肺与大肠相表里，所以便秘与肺癌的关系相当密切。

十七、哪些人群应警惕肺癌的发生?

肺癌治疗的效果，关键在于早期发现、早期诊断。步入中年以后如出现以下症状，应警惕有肺癌的可能，须进行必要的检查。

（1）刺激性咳嗽持续2~3周，治疗无效；或原有慢性呼吸道疾病，咳嗽性质改变者。

（2）持续痰中带血而无其它原因可解释者。

（3）单侧局限性哮喘者，不因咳嗽而改变者。

（4）反复同一部位的肺部感染。

（5）原因不明的肺脓肿，无毒性症状，无大量脓痰，抗炎治疗效果不佳者。

（6）原因不明的四肢关节疼痛及杵状指。

（7）X线上的局限性肺气肿、段、叶性肺不张，孤立性病灶和单侧肺门阴影增深增大者。

（8）原有的肺结核病灶已稳定，而其它部位出现新病症，或在抗结核治疗下，阴影反而增大，或有空洞形成痰栓结核菌阴性者。

（9）不明原因的迁移性、栓塞性下肢静脉炎。

另外，还有多数早期肺癌没有症状，或部分病人尽管有轻微的症状，但未重视或被误诊，延误了病情。

十八、哪四类人群易患癌？

肿瘤专家在对近万名患者的资料分析后发现，一些肿瘤患者的发病有较明显的诱因，与其自身因素有密切关系，绝非自然形成。一是不良的行为习惯：日常嗜烟酒者易患肺癌、肝癌、胆囊癌、胰腺癌等；喜食过热过凉饮食、常食酸菜和霉变食物，可促使食管病变。二是有的患者有明显的心理、性格缺陷，他们大都性情敏感、过于内向、长期抑郁或心胸狭窄、爱生气、脾气暴躁等。三是有的人身体有相关炎症未能彻底治愈，发展成癌变的可能性较大，如肠炎等患者，有可能发展成相关器官癌症。四是家族、家庭中曾有癌症患者，也应提防。

十九、西医诊断肺癌有哪些方法？

（1）X 线检查：为发现肺癌的常规方法。约有 5% ~ 10% 患者可无任何症状，在 X 线检查时发现，但必须结合其它检查才能确诊。缺点是对较小的肿瘤不易发现。

（2）CT 检查：对发现气管、主动脉周围、肺门附近的早期肺癌，及纵隔淋巴结转移和胸膜病变都能提供可靠的依据。近年来先用快速螺旋式 CT 对≤3cm 的肿物边缘的毛刺、分叶、分布类型都比常规 CT 片清楚。故 CT 现以成为最常用的确断方法。

（3）脱落细胞检查：为一项简单而有效的早期诊断方法，且可提供肿瘤的组织类型。若痰液新鲜，检查细致认真，阳性率可达 70%。部分患者痰阻塞支气管可引起感染，可使细胞溶解坏死，影响检出率。

（4）纤维支气管检查：为确诊肺癌的有效检查方法，可窥视 4～5 级支气管。用特制的细胞刷或活检钳摘取或刷取可疑的组织作病理检查，阳性率可达 90%。

（5）通过手术摘除线表淋巴结，如锁骨上或腋下淋巴结作病理检查，可判断是否有肿瘤转移及其细胞类型。

（6）血清检查：近年来通过化学、超微结构和细胞培养的研究，发现部分肺癌患者的血清中含有一种或多种生物活性物质。包括抗原和癌胚蛋白等。（EAC 癌胚抗原）对肺腺癌阳性率较高。Scc－Ag（鳞癌相关抗原）对鳞癌诊断有帮助。但此项检查缺乏特异性，仅可作为肺癌的辅助检查。

（7）剖胸探查：对高度怀疑的病人，经上述各种检查都未确诊者，且有切除条件者，应剖胸探查。

二十、西医治疗肺癌有哪些方法？疗效如何？

目前国内多采取以手术治疗为主，放射、化疗、免疫为辅的综合治疗。

（1）手术治疗：为治疗肺癌的常用方法。非小细胞癌的手术疗效较好，术后平均5年生存率为25%～40%。鳞癌切除机会多，5年生存率高，腺癌次之，小细胞最差。手术后应密切观察并辅助化疗或中药治疗。凡有严重心、肝、肺、肾疾病，肿瘤已有远处转移，声带麻痹癌性胸腔积液等均不宜手术治疗。

（2）放射治疗：单纯放射治疗效果并不满意，须同时辅以化疗，则可提高疗效。对不宜手术的病例，因支气管阻塞引起的呼吸困难，骨转移引起的疼痛，脑转移引起的颅内压增高均可取得暂时缓解。但放疗常引起白细胞减少，放射性胸膜炎，肺纤维化放射性肺炎和放射性骨髓损伤。

（3）化疗：近年来化疗在肺癌的治疗中占有了十分重要的地位。选用化疗药物要按细胞类型结合细胞动力学原理，合理选用药物，可提高疗效。小细胞癌对化疗敏感，鳞癌次之，腺癌最差。各种药物都可产生副作用，如食欲减退、恶心呕吐、脱发、白细胞降低等。

（4）免疫治疗：目前仍处于临床试用阶段，对治疗起一定的辅助作用。

二十一、中医治疗癌症有哪些特点?

人类与肿瘤的斗争持续了几十年，面对西医在肿瘤面前的无奈，医学界的有识之士已将目光聚集在神奇的中医学上。经过多年的临床实验证明，中医对癌症的病因、诊断和治疗等诸多方面，都显示了其独特的优势和潜在的威力。中医在治疗肿瘤时，既要了解全身情况，又要注意局部变化，在辩证时首先辨清肿瘤病人的病因、病理、病位、病症的关系。在病因方面不仅掌握风寒、暑、湿燥火及一切外界致癌因素，而且十分重视肿瘤发生的内因如：正气内虚、脾胃不和、气滞血瘀及情志忧郁等内在因素。祖国医学认为肿瘤的形成，首先是正气不足，脏腑失调，而致气滞血瘀、疾积毒聚、毒热蕴结形成肿块。在病位方面，中医认为肿瘤生长的部位与脏腑经络密切相关，对五脏六腑的肿瘤，除了治疗本脏腑之外，还要注意相关的经络与脏腑。在病症方面，首先抓住主症，参考兼症，结合脉象和舌象进行辩证。在中医治疗方面主要有以下特点：

（1）扶正与攻邪相结合：中医将人体抵抗力称为正气。将肿瘤的侵害称为邪气，肿瘤在体内生长一直处于正邪斗争状态。当正盛邪衰时，则肿瘤被控制或缩小，病情得到缓解。当正衰邪盛时，则肿瘤进展或转移。所以中医在治疗肿瘤时，当邪气猖獗而正气不虚时，采用攻邪之法，狠狠攻击肿瘤。当正气虚弱，邪气不减时，采用扶正法则，补益身体，增强抵抗力，控制肿瘤发展。

（2）治标与治本相结合：肿瘤本身为本，引起的症状及其他合并症为标，运用各种方法治疗肿瘤为治本。但是肿瘤病人，尤其在晚期，往往会产生各种合并症、继发症，甚至威胁生命。如感染发烧、出血疼痛等均属标症，这种情况下，中医采用：急则治标、缓则治本，治病必术其本的原则。

（3）局部与整体相结合：中医认为肿瘤发病是全身性疾病的局部表现。治疗时既观察局部变化，更重视全身情况。当整体情况较好时，则侧重于肿瘤局部治疗。对晚期病人肿瘤扩散、全身衰弱，则侧重全身用药，调整机体、补养气血。但临床一般常用方法是局部与整体同时用药，效果较好。

综上所述，中医治疗肿瘤的特点是互相结合，从整体出发，辩证论治。对于调整机体免疫力，改善症状，减轻痛苦，控制肿瘤发展，延长生命都显示出了独特的优越性。

二十二、中医如何对肺癌作出早期诊断?

众所周知，癌症之所以难治，主要因为多数病人不能早期诊断，以至错过了有效治疗的好机会。而现代医学的CT、气管镜等检查手段不仅价格昂贵，也不适宜群众性普查。何况许多早期肺癌病人没有任何症状，或症状不明显，也不会去医院检查。而中医诊断方法简单、易行，且无任何痛苦，更有利于早期发现肺癌的苗头，及时采取有效措施，达到早期治疗的目的。

我院除继承了祖国医学的望、闻、问、切外，还总结出了一套独特的诊断方法——三印、四触、一线法（信息诊断）此法准确率高，可对多数早期无明显症状或其它方法难以确诊的病人作出诊断。以达到早期治疗，提高治愈率。

二十三、谢氏“三印”、“四触”、“一条线”新诊法定内涵是什么?

“三印”——即是舌印、腮齿印、甲印。“四触”——即耳软骨结节、胃脘、脐左、足弓。“一条线”——即腮线。此三种新诊法是谢继增教授治疗上万例肺癌患者后总结出来的特殊诊断方法。它是人体脏腑病变的自然全息缩影，有诸内必形诸外，如临床察验甲印时，将甲印分为大寒型、寒型、偏寒型、大热型、热型、偏热型、寒热交错型、寒热溶合型等。根据甲印的分型辩证以了解脏腑的变化规律，与四诊（望、闻、问、切）所得依据相互印证，大大提高了辩证用药的准确性，而且还可观察到病变大小、体征变化，是寒证是热证，还是由热证转寒证，还是寒与寒久而化热。是真寒假热，还是真热假寒。是寒淤化火，还是上热下寒，对临床诊断和辩证用药的正确与否提供了可靠的依据。此诊法经临床验证，一是提高了早期诊断准确率，二是提高了治愈率，三是提高了病人生活质量。

二十四、观察肺癌患者血液白细胞持续增多与预后的相关性有何意义?

肺癌常常引起血液白细胞增多。研究证明肺癌伴随血液白细胞增多时近期生存期显著低于白细胞正常者，尤其在白细胞>1.5万时，二个月内死亡率高达87.5%，说明肺癌患者血液白细胞持续增高与预后有显著的相关性。结果还显示出白细胞增多与肺癌病理分类无明显关系，而与肺癌临床分期呈正相关，Ⅲ、Ⅳ期肺癌的白细胞增多的发生率显著高于Ⅰ、Ⅱ期肺癌。

许多恶性肿瘤可以引起血液白细胞增多，尤以肺癌更多见，其重要表现为成熟的嗜中性粒细胞增多，有人称由恶性肿瘤引起的这种白细胞显著增多为“白细胞增多症”，肿瘤引起白细胞增多的具体原因还不十分清楚。Asano 等 1977 年首次报告人类肺癌能产生粒细胞生成因子诱发血液白细胞增多。Kimura 等曾将一例白细胞增多症的肺巨细胞癌患者的癌细胞移植到裸鼠，引起裸鼠白细胞增多，此后相继又有类似报道。目前国内外研究者多数认为，恶性肿瘤患者血液白细胞增多的原因为肿瘤细胞产生一种克隆刺激因子（CSF）刺激骨髓所致。

血液白细胞增多对机体损伤作用。中性白细胞内含有多种蛋白水解酶、过氧化物、促凝血因子及花生四稀酸代谢产物，这些物质释放后对组织有自伤作用。有人认为许多肺部疾病中性白稀薄啊增多时导致肺损伤的重要因素。近年来国内外对成人呼吸窘迫综合症（ARDS）发病机制的研究，则倾向于中性白细胞增多及其在肺部积聚是 ARDS 急性肺损伤的主要因素。由此可以认为肺癌晚期的肺部损伤及呼吸功能衰竭与血液中白细胞大量增多有关。

我们认为，血液中白细胞持续增多可作为肺癌的一个重要危险因素，观察血液中白细胞记数变化对肺癌的预后的判断有重要意义。

二十五、“七贝肺安”是如何研制出来的?

“七贝肺安”的发明研制是谢继增教授及肿瘤专家小组经三十多年的临床观察，并走访了全国各地的专家，名老中医收集二千余种秘方、偏方、单方、验方及治疗肺癌的中草药，对其分类，以中医药学理论为依据，结合古人的实践加上自己的研究分析，通过大量实验筛选出的近百种抗癌新药，该药经北京医科大学临床医学部验证，其治疗效果明显高于西药，2004 年由国家知识产权局批准为专利保护品种（专利号 ZL01102474. 7)

二十六、为什么说“七贝肺安”系列是目前治疗肺癌的首选药物?

我院肿瘤科专家组经过二十多年临床观察认为：肺癌并非是局限性的肺部疾病，而是一种全身疾病的局部表现。根据对临床数千例肺癌患者观察发现：寒性体质或由热转寒的人发病率明显高于热性体质的患者。认为肺癌的发病主要为正气虚损、阴阳失调、六淫之邪乘虚而人，其中寒与气（情志因素）最为重要。导致肺脏功能失调，肺气郁积、寒降失常、血行受阻、津液不能正常分布，内聚成痰，痰凝气滞，痰阻脉络，于是痰气瘀结，日久形成肺部肿块。

根据对以上病因的认识，专家组人员走访了全国各地许多专家、名老中医，收集了上千种偏方、验方及治疗肺癌有效的中草药。通过反复动物药理、毒理实验，及体外细胞培养抑瘤实验，发现许多中草药确实对肺癌有很好的疗效。例如：“贝母”药理实验证实对人体肺癌细胞有较强的抑制作用，对肉瘤180. Walker 癌肉瘤有杀灭作用。“三七”不仅有良好的止血作用，其活血作用亦可改善血液循环，软化结缔组织，消炎止痛，使癌细胞不易在血液中粘附、停留、聚集、生长，从而避免了转移，并可改善微循环改善瘤体局部的缺氧状态，使抗癌药物，免疫淋巴细胞到达肿瘤部位，发挥抗癌作用。“棉花根皮”对肉瘤 180 肺癌细胞均有致死作用。“马兜铃”中的马兜铃酸具有抗癌增强吞噬细胞活性作用。“全瓜篓”对胸水癌细胞有致死作用。“桑白皮”体外试验对肺癌细胞有明显抑制作用。“七贝肺安”系列就是这样通过大量实验筛选出的近百种名贵抗癌中药，依据中医理论君、臣、佐、使严格配方而成。它不仅能控制癌细胞生长、转移和杀灭癌细胞，亦可逆转癌瘤基因和变异细胞，使之恢复正常。具有驱毒抗癌、活血化瘀、软坚散结、止咳平喘、扶正祛邪之功效。

该成果经北京大学医学部药理实验证实：①“七贝肺安“对小鼠 Lews 肺癌及 S_{180} 肉瘤有明显的抑瘤作用，表明“七贝肺安”有抑制肿瘤生长的作用。②“七贝肺安”可显著增强荷瘤鼠腹腔巨噬细胞的吞噬功能及血清溶血素的生长说明“七贝肺安”有免疫增强作用。③“七贝肺安”对急性血瘀模型大鼠4个切率下（$1S^{-1}$、$5S^{-1}$、$50S^{-1}$、$100S^{-1}$）增加的全血粘度及细胞聚集指数（AI）均有明显的改善作用，说明“七贝肺安”有明显的活血化瘀作用。同时用“七贝肺安”与“顺铂”和“参莲”作对照，结果表明：“在抑瘤与扶正方面均优于西药的”顺铂“和中药的”参莲“，且无西药治疗的不良反应。”后经北京市药品监督管理局批准为临床制剂，批准号（2005）京药制试加字［232］第F－2081号，并申请专利，列为国家中药保护品种。

科学的实验充分证实了“七贝肺安”系列的疗效。其独特的疗效多次在国际会议上获得大奖，一座座金杯，一张张获奖证书再次体现了中医、中药的博大精深。为了鼓励我专家组人员，前卫生部部长崔月犁亲笔题写了“健康之家”的牌匾，高挂在我院门诊大厅上，这光荣的称号激励我们继续前进，为人类的健康作出更大努力。

二十七、何谓带瘤生存?

由于肺癌发病的潜伏性和隐匿性，因此无明显症状，早期确诊相当困难。约80%的患者在确诊后已是晚期失去了手术机会。于是放、化疗就成了临床上治疗肺癌不可缺少的唯一有效手段。放疗是用放射线杀伤癌细胞，即将癌细胞‘烧死’，化疗是用化学药物直接或间接杀死癌细胞，即将癌细胞‘毒死’。医学实践证实：手术和放、化疗在消除和杀死癌细胞的同时，也使人体正常组织和免疫系统遭到很大的损伤，使机体已很难利用其免疫监控、杀伤功能，及时清除转移和复发的癌细胞。在手术、放、化疗中残留的癌细胞具有更顽强的生长特性，一旦具备合适的特殊物质，溶解并破坏周围的正常组织，进入血液而转移复发。

所以医学界提出了一个新的观点——带瘤生存。带瘤生存就是在防治肺癌时，以病人高质量的生存为主要目的，允许病人带着肿瘤生存下去，就像健康携带者一样。虽然存在肺癌，但因为采用一定治疗，它进入“休眠”状态，患者没有了咳嗽、咯血、气短等临床症状，吃得好，睡得香，像正常人一样生活，这就是带瘤生存。我国著名肿瘤学专家上海中医药大学博士生导师何裕民教授指出：80岁以上的老年人因其它原因死亡而解剖尸体者，约 1/4 发现体内有癌肿，但他们生前并未察觉，也未对健康构成任何危害。既然带瘤生存是客观存在，我们就没有必要大动干戈，非要把癌细胞斩尽杀绝不可，追求杀癌的力度和强度，已成为现代医学治癌的误区。当然对癌细胞斩尽杀绝是皆大欢喜的事，然而挥舞放、化疗这把锋利的‘双刃剑’敌我不分的乱杀乱砍，在杀伤癌细胞同时，破坏人体的造血系统和免疫机能，抑制肿瘤生长的免疫屏障被严重破坏，又如何对生命力顽强的癌细胞实行有效抵抗呢？许多长期接受化疗的癌症病人体质越来越差，肿瘤复发的周期越来越短，肿瘤生长越来越快，就是最好的证明。

科学研究表明，人体内蕴藏独抗癌能力是巨大的，若调动得当，它的抗癌能力将高出平时数十倍。这样，我们就不必以牺牲正常细胞为代价来对癌细胞进行斩尽杀绝，让它们在体内“和平共处”或“休眠”状态，使癌症也变得像糖尿病、心脏病一样普遍的慢性疾病。

在临床治疗肺癌中我们将抑杀肿瘤与扶正兼治，既要抑杀肿瘤又要消除症状，改善生活与生存质量，提高机体的抗癌免疫功能而延长寿命的“七贝肺安”系列药物获得了可喜的疗效。因此，树立战胜疾病的坚强信心，保持良好的心态，配合正确的调理与治疗时延长生存时间、提高生存质量达到带瘤生存的关键。

二十八、"七贝肺安"系列在手术前、后或放、化疗时能否服用?

可以服用。在手术前应尽早服用，因七贝肺安不仅对肺癌细胞有抑制和杀伤作用。即使术中未发现明显转移，七贝肺安也可杀伤难以发现残存的癌细胞以防止复发和转移。术前服用可扩大手术的适应症，减少手术的并发症和后遗症。因七贝肺安有明显提高机体免疫功能的作用，术后服用可增强体质，抑制转移、复发，加速康复。

化疗期间服用可明显减轻化疗药物引起的毒副作用，且提高机体对化疗药物的敏感性，增强化疗的疗效，使病人顺利的渡过化疗期。

放疗期间服用能明显减轻近期副反应和远期后遗症，提高生存质量。

二十九、服用"七贝肺安"系列有哪些注意事项?

(1) 在服药期间应严格按医嘱服用，不得随意加量或减量，保证按时按量服药。

(2) 服药期间应保持大便通畅，每日 1~2 次，如出现大便干燥或数日1次，可加服通便药，或多吃些水果、蔬菜。

（3）在服用“七贝肺安”进行治疗时，忌用其他种类的中药。

（4）在服药期间忌食螃蟹、虾、无鳞鱼、猪头肉、瓜子、油腻类食品，忌烟忌酒。

（5）在服药期间应保持心情舒畅。

（6）服药期间如有不良反应或病情变化应及时与医生联系。

三十、哪些日常化学物质可能诱发癌症?

现在已知诱发癌症的化学物质已有一千多种。包括天然的和人工合成的，日常所见的有下例物质：

（1）多环性碳氢化合物：如煤焦油、沥青、粗石蜡、杂酚油、蒽油等，这些物质中含有3，4－苯并芘，是一种重要的致癌物质，烟草中的含量也不少。

（2）染料：如偶氮染料、乙苯胺、联苯胺等，均有较强的致癌作用。

（3）亚硝胺：在自然界存在的数量较少，但通过细菌的作用，在人体内可以合成大量的亚硝胺，是消化系统癌症的重要致癌物质。

（4）霉菌毒素：是某些霉菌的代谢产物，可以致癌，如黄曲霉素等。

（5）其它无机物：如砷、铬、镍等及其化合物，以及石棉均有致癌作用。

虽然在日常生活中和自然界广泛存在化学致癌物质，但不能说癌症都是化学物质引起的。即使化学致癌物在癌症的发生过程中起了主导作用，它也必须遵循量变到质变的原则。在一定条件下，化学致癌物质长期反复作用之后，达到了一定的量，才能够发生质的变化而诱发癌症。

三十一、哪些物理因素可以引起癌症？

可以引起癌症的物理因素有：慢性机械刺激、紫外线、放射性物质、烧伤等，都和癌症的发生有一定的关系。由于义齿和龋齿的长期机械刺激，可以引起口腔癌和舌癌。人体体表长期接受阳光（紫外线）照射后，可以引起皮肤癌。男性生殖器包皮过长，易患阴茎癌；女性宫颈慢性炎症，易发生宫颈癌等，均和慢性刺激有一定的关系。放射性致癌物质的致癌作用，最明显的例子是日本长崎、广岛两地的原子弹受害者，白血病和皮肤癌的发病率明显地高于其它地区。实验证明，一次大剂量放射线照射后，常可诱发白血病。长期小剂量放射后，常可诱发肝癌、肺癌、乳腺癌以及其它软组织的恶性肿瘤。

一般来说，物理性的致癌因素，是容易预防的，只要人们有一定的认识，采取相应的有效措施，防癌的效果是相当显著的。

三十二、生物性致癌因素都有哪些?

生物性致癌因素包括病毒、细菌、寄生虫。

已经证明有30余种150余株病毒可以造成动物肿瘤。从动物致癌的实验中已经得到确切的结论。在实验动物身上，还能把肿瘤培养成功。病毒能引起人类肿瘤，如EB病毒与伯基特氏淋巴瘤和鼻咽癌有关，C型RNA病毒与白血病有关。单纯疱疹病毒Ⅱ型与子宫颈癌有关其致癌机理可能是病毒的遗传物质（DNA）嵌入到人体正常细胞的DNA中（称整合），致使正常细胞发生畸变而导致癌的发生。

大约有十余种霉菌可能引起癌症，霉菌产生的毒素有很强的致癌或促癌作用，其中以黄曲霉素致癌能力最强，以白地霉菌毒素的促癌作用最强。黄曲霉素广泛存在于霉变的花生、玉米、大米、豆类、食品中，可以诱发肝癌及肾、肺、胃、皮下组织的肿瘤。

临床观察表明，中华分支睾吸虫与原发性肝胆管癌的发生有关，动物实验也成功地诱发了肝胆管癌，其致病机理可能与虫体的机械刺激及虫体产生的有毒代谢产物有关。血吸虫病与大肠癌密切有关，原因是血吸虫病在病人的大肠粘膜下产卵，局部形成卵包，刺激组织增生，诱发肠癌。

三十三、职业性致癌因素及其预防方法是什么？

所谓职业性致癌因素，是指在劳动过程中，可能引起劳动者发生肿瘤的各种因素。随着现代工业的发展，越来越多的有害物质出现在生产过程中，已经证明其中有多种物质有致癌或促癌作用，而重要的是电离辐射及化学致癌物。常见的有：铬、镍、砷、石棉、煤油、煤焦油、煤燃烧及其产物、苯、芳香胺害、氯乙烯、各种电离辐射（X线、放射线）、紫外线等。

职业性癌症常见于皮肤、泌尿道及呼吸道，因为这些部位经常与致癌物接触（如皮肤），或者致癌物及其代谢产物吸收（如皮肤、呼吸道）与排泄（如泌尿道）时接触。

虽然存在很多职业性致癌因素，但是其致癌危险性在很大程度上取决于生产过程中的控制预防措施及卫生保健情况。主要预防措施有以下几点：

（1）控制和消除生产性致癌物。

（2）合理使用防护用具。

（3）加强卫生保健。

对防护用具要加强管理，经常清洗，固定存放，专人保管。建立安全生产制度，定期监测环境中致癌物的浓度含量。发现问题及时解决，定期检查职工的身体情况。

三十四、"饭后一支烟，胜似活神仙"。这种说法对吗？

"饭后一支烟，胜似活神仙"，"早茶晚酒饭后烟"，吸烟人总是为自己"吞云吐雾"寻找各种各样的借口。少数青少年出于好奇，或受周围吸烟人的影响，往往在"吸着玩"的情况下，学会了吸烟，天长日久养成嗜好。

其实吸烟有百害而无一利。香烟经燃烧分解后，可分解出多种物质，其中约有数百种物质对人体有害；有30种左右有致癌或促癌作用。其中的尼古丁，只要摄入50毫克就可以使成年人致死。

有人风趣地说："当你点着一支香烟的时候，就把癌请进来你的生命。"所以，几乎世界的医生都向人们发出警告：吸烟对健康有害，它会使你患上癌症、冠心病、慢性支气管炎、肺气肿以及其它疾病，而最终导致死亡。

吸烟与癌症的关系极为密切。吸烟者癌的发病率较不吸烟者高7~11倍，尤其是肺癌与吸烟的关系更为密切。据统计，约有80%的肺癌是由于长期吸烟引起的，每日吸烟量很多，开始吸烟的年龄越小，吸烟年代越长，烟草焦油含量越高，则诱发癌的危险性也就越大。每日吸烟25支以上的吸烟者约有12%会发生肺癌。动物实验也证明吸烟可以诱发癌症。

吸烟严重影响人体健康。吸烟可以使肺癌、口腔癌、喉癌、气管癌、胰腺癌、胃癌、宫颈癌、膀胱癌等发病率上升。

吸烟者常常造成室内空气污染，使多数人被动吸烟。近年来已证实被动吸烟者患肺癌的危险性大大增加。妻子不吸烟，如果丈夫吸烟，其发生肺癌的可能性比丈夫不吸烟的妇女要大，据美国统计，美国83%的肺癌是由吸烟所致。每天吸40支以上者，肺癌死亡率为吸烟者的15～20倍。另外每年由于被动吸烟而造成的肺癌死亡人数大大增加，吸烟有害，吸烟容易患癌的事实是不容置疑的。吸烟不仅害自己，而且还害那些你最亲近的人。不管吸烟者愿意不愿意相信，愿意不愿意承认，这都是事实。因为吸烟能使体内维生素C的储备大大下降。因此，戒烟是预防肿瘤发生的重要措施。

三十五、嗜酒的人为什么容易生癌？

祖国医学载“酒客多膈病”。就是说，酒类对人体的气管与胃有一定的灼蚀，能引起黏膜组织增生的病变，久之则易发展成癌。

适当饮酒有益于健康。从医学角度看，少量饮酒可以活血行气，促进消化。如果好饮食贪杯，终日沉溺与烈酒之中，这样对身体大为有害。事实证明，嗜酒者易生癌。

严格的讲，饮酒不是患病的直接原因，但饮酒时致癌物的助手或推销员，能促进致癌物的致癌作用，还能抑制免疫系统的功能。另外，酒精可以刺激垂体的分泌，加快细胞分裂的速度，增加癌症发生的易感性。长期大量饮烈性酒可以诱发气管癌、肝癌、口腔癌、乳腺癌、胃癌、肠癌等。美国学者对华盛顿黑人居住区调查表明，当地气管癌的发病率为28.6/10万人，这种高发病率与当地黑人大量饮酒，尤其是饮烈性酒有关。女性饮酒者乳腺癌发病率比不饮酒的女性高1~2倍。有趣的是，有人调查了因宗教信仰而不饮酒的人，结果发现他们极少有人患癌。

有人在酒饮料中发现含有致癌的亚硝胺，在玉米、大米、高梁酿成的酒中发现有黄曲霉素的污染。酒中含有的醇类和醛类，可能也会间接致癌。

长期饮酒会造成酒精性肝硬化，而肝硬化是肝癌的发病基础。另外，还会造成维生素 B_1、维生素 B_6 和叶酸的缺乏，而维生素 B_6 和叶酸对人体是至关重要的。所以，在饮酒前后最好适当地补充维生素A、维生素C、维生素B等。

酒精和烟草的毒性又具有协同作用。如果一个人既吸烟又饮酒，那么这个人患癌症的危险性则成倍增加。国际癌症研究所的一项调查发现：大量吸烟（>20 支/日）及中等度饮酒的人较同等量酒中量吸烟（<10 支/日 = 患气管癌的可能性要大 5 倍）。既大量吸烟又大量饮酒者危险性则增加 40 余倍。可能是酒精溶解了吸烟时留在口腔、咽喉处的致癌物质，病促使其被粘膜吸收。

因此对那些终日沉溺于烈酒之中的酒客们应给予忠告：饮酒必须节制。有肝炎、肝硬化的人应当坚决戒酒。

三十六、食品添加剂与癌症发生有关吗?

为了改善食物的色、香味和保存期不致腐败，常给食品添加一些化学物质或防腐剂。这些食品添加剂必须对人体无害。在种类繁多的食品添加剂中，如使用不当，很可能含有一些致癌物质。例如，过去曾用作人造奶油着色的“奶油黄”等，其他用途的人工合成添加剂，玫瑰红 - B、橙黄 - SS、碱性槐黄等，在动物身上都能诱发癌症，肯定不能用于人类饮酒中。美国市场上一度出现“甜精”甜味剂，都因为发现对动物有致癌作用而被禁用。糖精是否致癌还有争论，但国内外都已规定食物中糖精的最高用量。

目前，我们食用的人工合成色素有胭脂红、苋芋红、柠檬黄、靛蓝和苏丹黄等五种。这些色素对人体都有不同程度的损害。在食用色素中，天然色素一般认为是无毒的，而人工合成的色素绝大多数品种不仅本身有毒，而且还夹杂着重金属等剧毒物质。其毒性主要有一般毒性、致泻性、和致癌性。

此外，在鱼类、肉类加工添加硝酸盐，主要是作发色剂，但也有防腐剂的作用。如腊牛肉、香肠及火腿等。这些盐类的添加量都有严格限制，因为这类防腐剂容易变成有较强致肠胃癌作用的亚硝胺。

防腐剂是添加剂的一种，而添加剂中许多是属于人工合成的化学品，有毒的不少，有的确实能致癌。现在世界上使用化学品作为添加剂一般都比较谨慎。我国规定可以使用的防腐剂有两类：一类是苯甲酸及苯甲酸钠；另一类是山梨酸和山梨酸钾，使用范围仅限于酱油、醋、果酱类、果子露、果味露、葡萄酒、汽酒、汽水、低盐酱菜、蜜饯类、山楂糕、罐头等。

为保证人民的身体健康，国家对各种食品中的色素及防腐剂含量都作了规定。尽管如此，仍须注意所食色素及防腐剂的含量。

三十七、高脂肪食物与癌症有何关系？

目前比较一致的看法是，高脂肪饮食能促进结肠癌和乳腺癌的发生。

世界上不同地区、国家、不同时期，同一国家不同脂肪量以及对移民的流行病学调查结果都认为，高脂肪饮食地区、国家及人群中结肠癌及乳腺癌发病率高，动物脂肪的摄取量与这两种癌发病率及死亡率成正比关系。我国人民习惯稻米、玉米、豆类，结肠癌、乳腺癌发病率较欧美人低。

专家们一致认为，通过控制饮食结构，特别是减少食物中脂肪含量，可以防止结肠癌与乳腺癌的发生。

有学者研究表明，北美洲男子有很高的前列腺癌死亡率，这种死亡率同饮食中脂肪的摄入量有明显关系；白血病、白细胞缺乏症、直肠癌与卵巢癌与饮食中的脂肪摄入也有明显关系，但胃癌除外；还有人认为，饮食中脂肪摄入与胰腺癌发生有明显关系，动物实验也支持者以论点。大量不饱和脂肪饮食使动物更易于发生胰腺癌。

三十八、吃霉变食品能致癌吗?

霉变食品的致癌因素主要是黄曲霉素。黄曲霉素与癌的发生关系密切。科研人员用被黄曲霉素污染的饲料喂养猴子，发现猴子行动迟缓，食欲下降，昏睡，甚至死亡。如果减少黄曲霉素的剂量，延长喂养时间，发现猴子肝脏里长出肿瘤，即“肝癌”。实验证明，黄曲霉素是由黄曲霉菌产生的真菌毒素，

目前已分离出 B_1、B_2、G_1、C_2、H_1、H_2 等 12 种毒素，其中以黄曲霉素 B_1 的毒性和致癌性最强。据调查，我国肝癌高发区，特别是温湿度长江以南，肝癌发病率明显增多，这是因为当地气候很适宜霉菌的生长，食物霉变而污染黄曲霉素的现象较为严重，如玉米、花生、大米等均可污染，这就充分说明了癌症与黄曲霉素的密切关系。

另外，黄曲霉素具有比较稳定的化学性质，只有在 280℃以上高温下才能被破坏。

为了防止它的污染，要抓好粮食、油料收贮和加工的各个环节，防止霉变，如有污染黄曲霉素的霉粒，要挑出来，才能食用。花生米用油炒或干炒，可以将黄曲霉素大部分破坏掉。久置精炼的植物油有少量黄曲霉素，炒菜时先将油烧至微热，加入适量食盐，烧至沸腾，再放菜肴烹调亦有除去黄曲霉素的效果。大米霉变时，毒素多分布于米粒表层，淘米时用手搓洗，可大大降低大米中的毒素。使用高压锅煮饭，温度在 100℃以上，也可以破坏一部分黄曲霉素。

三十九、嗜食酸菜为什么诱发食道癌？

酸菜是我国北方农村群众经常食用的食品之一。目前城市居民中喜爱酸菜的人也越来越多。喜食酸菜的人都知道，酸菜缸内常有一层白色的霉苔，就在这种白苔中，可分出一种地霉菌，此种霉菌在动物实验中可促进甲苄基亚硝胺对小鼠胃及大鼠食管的致癌作用。胺类不但在自然界中大量存在，而且霉菌常能促使食物中的二级胺含量大量增加。所以经常食用酸菜，就为合成亚硝胺类化合物提供了必要的条件。就是说，酸菜中含大量亚硝胺类化合物，这些化学物质进入体内后于适当条件下，可在胃肠道内合成为致癌物亚硝胺。

酸菜是用酸渍法保存的一种蔬菜，能健脾、消炎、开胃、爽口，故许多人喜欢食用。酸能抑制杂菌生长，防止蔬菜腐败变质。但若在制作时不注意卫生，可能混入某些杂菌。在杂菌作用下，菜中的硝酸盐可还原成亚硝酸盐。大多数新鲜蔬菜的亚硝酸盐含量为百万分之一左右，而酸菜汁可接近万分之一。
亚硝酸盐含量为百万分之一左右，而酸菜汁可接近万分之一。
亚硝酸盐大量摄入人体，能与血红蛋白合成高铁血红蛋白，使人体出现紫绀等缺氧症状；同时，亚硝酸盐容易与体内的仲胺合成亚硝胺类物质。在酸菜的致癌物中还含有苯并芘和其它多环芳烃类化合物。据统计，食用酸菜越多、时间越长的人，食管癌的发病率越高。流行病学调查认为，食用酸菜的总量与当地食管癌的死亡率成正比。像我国河南林县、四川盐亭县等地区，食管癌就是高发区，而这两个县的酸菜食用量是比较大的。时间也是比较长的。

科学家建议在喜食酸菜的地区，酸菜腌制时间不要太长，存放酸菜温度不要过高，以防霉烂。酸菜一旦霉烂，绝不可食用，以防致癌。

四十、常吃焦化及烟熏食物为什么会致癌？

烤鸭、烤鸡、熏鱼、火腿、腊肠等熏烤食物，香气诱人，美味可口，一直是人们爱吃的传统食物。婚宴酒席上，家庭餐桌上，食堂菜单中，堪称佳肴。有些地区的居民还吃直接在火上烧烤的食品，如烤羊肉、煨红薯等。医学科研工作者发现：熏烤的食物中含有致癌物质，经常大量食用，可诱发胃癌和肠癌。

1978年日本癌症研究所首先在熏烤和烧焦的食物中发现可引起人体组织细胞突变的物质“致突变源”。动物实验证实，这种“致突变源”的毒性比强致癌物3，4－苯并芘的致癌作用还要大100倍。

食品熏烤、焦化后，第二种致癌物是3，4－苯并芘和1、2、5、6苯并蒽之类的多环芳烃，此类物质主要是糖和脂肪燃烧不全音产生的。如熏鱼在制作过程中，其脂肪燃烧不全，加上煤烟的污染，熏制的成品中3，4－苯并芘含量高达6.7微克/公斤。其它熏烤食物，如炒焦的咖啡豆、熏红肠、熏火腿等，也含有不同程度的3，4－苯并芘，就是烤焦的淀粉也会产生3，

4－苯并芘。总之，烤温越高，3，4－苯并芘产生得越多。当温度为370～390℃时，每千克淀粉可产生0.07微克的3，4－苯并芘；温度升高到650℃时，可产生17微克3，4－苯并芘。的有曾做过测定：用炭火烤的肉内含2.6～11.2微克/公斤；用松木熏的红肠内高达88.5微克/千克；电烤食品中含0～0.05微克/千克。此外，咖啡中含0.8微克/公斤，面包的含量为0.23微克/千克，烤小猪的外皮中3，4－苯并芘的含量也不少。同时，1千克烟熏羊肉所含的3，4－苯并芘的量相当于250支卷烟在燃烧中所产生的3，4－苯并芘的量。

熏烤食物中还会同时存在另一种致癌物质——亚硝胺。这中仲胺和亚硝酸盐在人本的胃中相遇后，在酸性条件下形成的。仲胺来源很广，食物中蛋白质熏烤受热分解便产生大量的仲胺。而亚硝酸盐则是食物中的“常客”。

熏烤虽然是我国历史悠久的食品加工方法，但是同时也给我们带来了很多致癌物。为了使人体健康，在此奉劝熏烤食物的老号食饕要有所节制。

四十一、生活中常吃的哪些食物容易致癌?

大多数科学家估计：80%的癌是环境因素造成的，而人们的膳食可能与50%的癌症有关。究竟哪些食物与致癌有关呢?

目前得到公认与以下食物有关。

（1）食物中诱变剂含量增高的：如烤饼、烤肉等。

（2）食物中污染物质增高：如蔬菜、瓜果中杀虫剂，食品中对人体有害的添加剂。

（3）油炸、熏烤食品：如油条、炸鱼、烤羊肉串、烤鸡、烤鸭等，在此类食品制作过程中，不仅能降低食品的营养成份，破坏维生素 A、B、C 等，同时可产生具有较强致癌作用的有害物质。

（4）高脂肪膳食：在癌高发区及某些国家调查表明，脂肪、肉类、食糖摄入量高的，结肠癌、乳腺癌、宫颈癌等发病率也高。

所以，为了能有一个健康的身体，人们在日常生活中应从点滴着手，养成良好的饮食习惯，防癌于未然。

四十二、哪些癌与膳食关系密切?

癌的种类繁多，人的每个器官都有可能发生癌。研究资料表明，不是所有的癌都与膳食有密切的关系，但有些癌可能与膳食有关，甚至有明确的因果关系。

1. 食道癌与下列膳食因素有关

（1）既饮酒又吸烟的人发生食道癌的机会更大。

（2）食物中微量无素铝含量低的地区，食道癌高发。

（3）膳食中新鲜的绿叶蔬菜和水果摄入不足，导致维生素A、维生素C的缺乏，食道癌的发病率高。

（4）以小麦、玉米为主食，锌、镁和烟酸摄入较少的地区居民易发生食道癌。

（5）常吃腌咸菜和发霉的食品，摄入较多的亚硝胺类致癌物，诱发食道癌。

（6）有喝热稀饭、热茶、热咖啡习惯的人易发食道癌。

2. 胃癌

（1）喜食熏制食品的人易发胃癌。

（2）经常吃腌制蔬菜和干咸鱼可诱发胃癌，可能是这些食物中含有较多的亚硝酸盐和亚硝酸所致。

（3）摄入含维生素C的蔬菜、水果较少的居民，胃癌发病率高。

（4）每天喝两杯牛奶可预防胃癌的发生。

3. 结肠癌与直肠癌

（1）膳食纤维摄入少。富含纤维的食品有：全谷类粮食、豆类、蔬菜、水果，卷心菜对预防大肠癌尤为明显。

（2）摄入动物脂肪多（主要是牛、羊肉脂肪）的人易患大肠癌。

（3）通过各种肉类、蛋类、摄入的胆固醇多可能与结肠癌发生有关。

（4）经常喝啤酒或其它酒精饮料的人，结肠癌发病率高。结肠癌与直肠癌多发生于40岁以上。

4. 肝癌

（1）食用发霉的食物，食物常常被霉菌污染，并产生有致癌作用的霉菌毒素（如黄曲霉毒素）最容易受霉菌素污染的食品有花生、玉米、大米、高粱和花生。

（2）食用含致癌毒素的植物。如：含苏铁索的苏铁坚果，黄樟茶中的黄樟脑。

（3）大量饮酒可引起肝硬化，最终发展成肝癌。

（4）患乙型肝炎的人同时接触黄曲霉毒素更容易发生肝癌。

5. 乳腺癌

（1）高脂肪摄入多的妇女易患乳腺癌，这些脂肪主要来自牛、羊肉和其它肉类。

（2）过度肥胖的人，乳腺癌的发病率高。肥胖原因是复杂的，但其中摄食过多是主要原因。

（3）纤维摄入低可使雌激素从粪便中的排泄量减少。血中雌激素含量增高，雌激素具有诱发乳腺癌的作用。

6. 肺癌

深绿钯和黄色蔬菜及水果摄入少，是主要的膳食因素。这些蔬菜和水果中含有丰富的维生素A源——β胡萝卜素。吸烟是肺癌发生的重要原因，凡是由吸烟引志肺癌的人大多是那些同时维生素A（包括β胡萝卜素）摄入不足的人。

7. 膀胱癌

（1）与肺癌的研究资料一样，维生素 A 摄入不足与膀胱癌发生有关。

（2）摄入糖精、咖啡和蕨菜可能诱发膀胱癌，但证据不确切。

四十三、生活中还有哪些因素与癌症有关？

（1）报纸包食物可得癌：生活中常有人利用废旧报纸、杂志包装食物，这是极不卫生的现象。因为这些废旧报纸上均有黑色油墨印的字，印刷厂采用的油墨原料基本上都含有毒物质，如苯、甲苯、二甲苯、聚氯乙烯、糊状树脂等。用废旧报纸包装食物，易污染食品，使人体受害。据报道，有的毒素能引起人体细胞的癌变，有的甚至能破坏细胞的癌变，有的甚至能破坏细胞的遗传基因，危害下一代。

（2）吃热烫食物易引起癌：据临床观察，大多数胃癌和食管癌患者，多有长期食用热烫食物的历史。热烫食物对食管和胃粘膜的灼烧作用，久之会导致食道上皮细胞的恶变。据报道我国华北食管癌高发区就与当地居民喜食热饮有关。

（3）睡热炕易患癌：严寒的冬季，我国北方人总喜欢睡热炕取暖，睡热炕的人易患臀部皮肤癌，即“炕癌”。这是一种特发的鳞状上皮细胞癌，是热炕长期刺激皮肤，引起皮肤组织增生性改变，细胞增生快而造成。这是物理致癌因素之一。

（4）农药 DDV、DDT 能引起癌症：目前我国广泛的 DDV（敌敌畏）、DDT（滴滴涕）来杀蝇蚊及防治农作物的虫害。这此农药有一定的毒性，使用不当就可使人急性或慢性中毒，甚至诱发癌症。已有 DDV、DDT 慢性中毒而诱发肝癌的报道。

（5）大气污染可致癌：世界调查结果证明：大气污染与肺癌的高发有明显关系。城市的肺癌发病率明显高于农村 2～3 倍，城市发达程度与肺癌的发病率成正比关系。可见，大气污染与癌发病率有关。

四十四、癌症能预防吗？

癌是可以预防的，预防的潜力还很大，这是因为在致癌因素中，饮食因素占 35%，烟草占 30%，二者相加约 65%，远远超过环境污染和病毒等其它因素。生活方式的选择、生活习惯的改变完全是自己决定的。这就是说预防癌症的主动性掌握在自己手里。如：改变不良生活习惯，不吸烟，不饮酒，吃富含维生素 A、C 和维生素 E 的食物，并配合食用含有丰富维生素的新鲜蔬菜和水果，少吃腌制、熏制、烧焦烧糊、发霉变质的食物，绝对不吸烟，不饮酒或少饮酒，注意饮食结构，避免肥胖，这样患癌的可能性会大大减少。

据专家们的另一项统计，与职业和环境有关的癌症大概不会超过10%。来自遗传因素癌症只占2%。因此，只有了解防癌的知识，加强劳动保护，防止致癌粉尘的吸入，尽可能避免与致癌物质接触。加强环境保护，防止环境污染，做到这些对预防癌症是非常重要的。

四十五、癌症预防应从哪些方面做起？

目前，世界各国医务界公认的防癌措施，是建立良好的生活方式，选择致癌因素少或者没有致癌因素的食品，科学合理地调整饮食结构等。如能这样做，就可以减少一半患癌的危险。专家们建议从以下几个方面做起：

（1）积极治疗癌前病变，这对于预防癌症的发生是行之有效的。

（2）保持良好的情绪，生活中应积极克服悲伤、焦虑、痛苦、急躁的情绪，尽最大努力增加生活和工作中的欢乐，少几分忧愁，多几分潇洒。学会公开表达自己的情绪，养成胸怀宽广，不计较事的品格。

（3）改掉吸烟嗜好，少饮酒可以降低癌症、尤其是肺癌的发病率。

（4）改变不良生活习惯，如少吃酸菜，多吃新鲜蔬菜和水果，不吃发霉烟熏食物，吃饭喝水时，不要很热硬，不要太快，少吃有刺激性的食物。

（5）提倡晚婚，要节制生育，注意妇女卫生，积极治疗妇女病。提倡自己哺乳，哺乳期以一年左右为宜。

（6）开展群众性的普查普治，大力开展调查研究，为了解病因，探索癌症的发生规律，进一步制定简便易行，行之有效的预防措施。

（7）做好三废处理，保护环境卫生，严防环境污染，调查和妥善处理致癌物质。

（8）从事与癌症有关系的职业人群，要严格遵守操作规程，加强个人防护，尽量减少与致癌物质的接触时间及数量，并做好定期限的体格检查工作。

（9）大力提倡发展体育活动，增强体质，提高抵抗癌症的能力。

（10）应选择低脂肪食品。高脂肪饮食可使大肠内正常的厌氧菌将胆汁的有关成分转变成致癌物质。因此，一定要限制脂肪的摄入。高脂肪食品除肉类外，还应注意鱼、蛋、奶中的脂肪含量。

（11）防霉。发霉的粮食及食品中常可查出致癌物质黄曲霉毒素。因此，应大力宣传粮收割后尽快晒干或烘干，粮食品店贮存的地点应通风干燥。日常生活中，如果馒头、面包、米饭等食品有了霉变或长出黄色、青色细毛是绝对不能再食用的。现代家庭中的冰箱冷藏存放食品，一般不要超过7天，即使冷冻，也不应超过3个月。

四十六、定期检查身体对防癌有什么重要意义?

预防癌症发生的方法很多，但最重要的、最容易做到的是每年定期接受肿瘤专科医生的检查。

坚持定期检查的重要意义是可以早期发现某些癌症，使之早期得到治疗。因早期癌绝大多数治愈率在90%以上，尽管人们对预防癌症有各种不同的看法，但是专家们认为预防的潜力是巨大的。国外有些医学科学家曾建议，要把医学研究的重点从治疗转向预防。

预防癌症的是最佳方法是普及癌症知识，使人们自己掌握一些预防癌症的办法。如果能够做到这一点，有30%的癌症就可预防了。要定期自觉地接受防癌查体。对大多数人来说，即使当时没有癌症的表现，也可在查体中学会自我检查癌症的方法，学到防癌的知识，增强防癌意识，消除恐癌心理，保持良好的精神状态。

查体是，只要向医生诉说体内某些部位的报警信号，就可通过详细的检查手段分辨出是否患有癌症，此时发现的癌症治愈的希望是很大的。如果不定期接受防癌检查，不熟悉癌症发生的信号，则有可能让癌症隐藏在体内，在一定的时候对身体产生破坏，危及健康和生命。

四十七、哪些蔬菜具有抗癌作用?

日本国立癌症预防研究所不久前对26万人饮食生活与癌的关系统计调查，证明了蔬菜的防癌作用。通过对40多种蔬菜抗癌成分的分析及实验性抑癌实验结果，从高到低排出了20多种对肿瘤有显著抑制效应的蔬菜名单：熟红薯（98.7%）、生红薯（94.4%）、芦笋（93.9%）、花椰菜（82.8%）、卷心菜（91.4%）、菜花（90.8%）、欧芹（83.7%）、茄子皮（74%）、甜椒（55.5%）、胡萝卜（46.5%）、金花菜（37.6%）、荠菜（35.4%）、苤蓝（34.7%）、芥菜（32.9%）、雪里蕻（29.8%）、番茄（23.9%）、大葱（16.3）、大蒜（15.9%）、黄瓜（14.3%）、大白菜（7.4%）。

四十八、国际上公认的饮食防癌“十要”指什么?

（1）少吃脂肪、肉类和使身体过于肥胖的食物。体重超过正常标准的人，有近半数易患癌症。

（2）不能吃霉变的花生米、黄豆、玉米、油脂等粮油食物。

（3）多吃新鲜的绿叶蔬菜、水果、菇类等。以增加体内的维生素，抑制癌细胞的繁殖。

（4）多吃含维生素A和B的食物，如肝、蛋、奶等以及胡萝卜可减少肺癌的发生。

（5）多吃粗纤维食物，如胡萝卜、芹菜、莴苣等蔬菜，可减少癌症的发生。

（6）少吃盐腌制品、亚硝酸盐处理过的肉类、熏制食物及泡菜等，可减少胃癌的发生。

（7）少喝含酒精的饮料，以防喉癌、食道癌。

（8）适当控制热量的摄入，可明显降低直肠癌的发病率。

（9）合理进补能提高人体免疫功能的某些滋补品，如人参、蜂王浆、苡仁米等，有直接抑癌的功效。

（10）少用辛辣调味品，如肉桂、茴香、花椒、肉蔻等，过量食用这些食物有可能促进癌细胞的增生，从而加速癌症的恶化。

四十九、为什么说癌患者求治的积极性是抗衡癌症的原动力？

肿瘤科的医生经过长期的临床经验总结出癌患者求治的积极性是提高疗效，减少复发转移、延长生命的关键。

凡是得了癌症的病人，不管你是否意识到，事实上你已经处在和癌症作斗争的第一线。每时每刻都在和癌症进行着殊死的搏斗，所以，癌患者求治的积极性就变成抗衡癌症的原动力。

“不靠神仙皇帝，全靠自己救自己”，西医、中医等多方面的治疗，以及患者在治疗过种中的思想情绪，都需要患者自己统筹、调整、决策，在这个意义上，癌患者就具有双重职责，既是“指挥员”又是“战斗员”。癌患者应本着这种积极求治的精神，经常和许多患不同癌症的病友们接触、联系、交流、互相参谋、激励、借鉴，不断总结经验教训，从而获得战胜癌症的信心。

一些患者一旦听说自己得了癌症，认为是“不治之症”，拒绝治疗，还有一些病人虽然接受了治疗，但配合不主动，常常不按医师的要求进行定期检查治疗，结果病变复发，或贻误治疗时机遗恨终生。

癌症治疗效果很好，存活时间长的，大都是在专门从事癌症治疗的医务人员努力下，病人积极配合，双方合作默契，共同努力的结果。

五十、癌症患者愈后又复发了怎么办?

癌症患者在经过根治治疗治愈之后，应当定期复查，及早发现癌症的复发或转移，以决定再次的治疗方法。

目前癌症的治愈水平还不十分尽人意，全部癌症患者中大约有50%可以得到治愈，获得长期生存的机会，但也有一半左右的癌症患者在病程中出现复发转移。

如果癌症在局部复发，病灶是孤立的，可以给予放射根治，或手术根治加术后放疗。这样的治疗也适用于远位转移中单个孤立的转移病灶。因为远处转移是血行转移而来，因此应当再给予全身治疗，消灭隐匿在血管里的癌细胞；如果癌症的复发远处转移的，而且是多发的转移，局部放疗和全身化疗只能起到姑息治疗的作用。

癌症的全身转移并无一定的规律，全身转移的病例应当用化疗药。全身转移中的骨转移，可以用放疗减轻疼痛，控制病灶；脑转移可以用放疗控制病灶，缓解症状；至于肝和肺的转移，放疗、化疗的效果都极差。

即使出现全身转移，也不应放弃治疗，许多患者在治疗后，仍然可以得到挽救，一些患者抱着强烈的求生欲望，以“死马当活马医”的态度，加上努力锻炼，气功疗法，也可能获得长期生存。相反，一旦患者自身丧失了希望，就等于自杀。

五十一、如何减轻病人的恶心与呕吐？

有时，一个人不想吃东西也会有恶心，什么东西没吃而且不恶心也会呕吐。有的人是吃了不合适的食物引起呕吐，也有些癌症病人由于作了放射疗法或化学疗法后只有轻微的恶心呕吐，也有不少病人接受了放射疗法或化学疗法后只有轻微的恶心，甚至没有一点这方面的反应。其实，恶心与呕吐不一定都是放射疗法或化学疗法的影响，有些癌症本身就会引起这种反应。呕吐太频繁是很危险的，因为它会导致脱水或将呕吐的东西吸入气道。应引起注意的情况如下：饮食习惯改变，口中有臭味，睡觉时从口中渗出黄绿色有臭味的液体。对于恶心采取吃些清淡的食品，如烤面包或饼干，如果公在两餐之间感到恶心，可少量多餐，临睡觉前吃些点心，要吃合口的饭食，如鱼和鸡，吃些冷食或相当室温的食品以减少其气味或味道的刺激。可吃些香味浓郁的柠檬或薄荷糖，喝清澈的饮料或汤水，如肉汤、果汁、茶等，放凉后慢慢啜饮。可在安静的环境中舒服地休息，听听轻音乐、看喜爱的电视节目或与家人朋友谈话以分散对疾病的注意力，每次饭后至少安静地休息一小时，感到恶心时自已要放松并慢慢作深呼吸，注意口腔卫生。对于呕吐，最好侧卧以免呕吐时误吸，可吃些冰块果汁块，慢慢地嚼碎咽下，止呕药可采用肛门栓剂。必须注意，不要强吃强喝的办法来压住恶心与呕吐，不要吃过甜、过咸、油腻、辛辣食品或气味浓烈的食品，避免不必要的刺激或激动，不能两三天不吃饭只喝清汤或果汁。有下列情况需请医生：将呕吐的东西又误吸回去，一小时之内呕吐三次以上，而且连续三小时以上均是如此，吐出的东西带血或有象咖啡渣样的东西，一天喝的水不到四杯，两天以上吃不进固体食物，药也吃不进，感到极度虚弱并且头晕。

五十二、放疗、化疗和手术后的饮食应如何选择?

(1) 放疗期间或放疗后，出现照射反应，可致津液耗损，口干舌燥，舌红少苔，则当食用一些滋阴津之品，如绿茶、藕汁、荸荠、梨、枇杷、绿豆、西瓜、芦笋、茅根、杏仁、无花果、蜂蜜、海参、鲫鱼等，禁忌香燥、辛辣的面条、桔皮、辣椒等。

(2) 化疗其间或化疗后，出现白细胞下降时，宜补充动物肝脏、胎盘、骨髓、猪脚爪、瘦肉、鱼类、大枣、桂园、赤豆、鹌鹑、蘑菇、鹅血、鲨鱼、核桃、甲鱼等有抗癌和升白细胞的食品及中成药——复方阿胶浆的口服液。

病人出现食欲不振、消化不良、便溏等症时，可给健脾胃之食物。如薏仁、萝卜、山楂、弥猴桃、莼菜、大枣、葵花籽、核桃、虾蟹、鲤鱼、银鱼、泥鳅、胖头鱼、塘鱼、草鱼等，则能健脾开胃，保护消化机能，减轻化疗副作用。如发生口腔粘膜破溃，可用蔷薇花、玫瑰花或桑芽代茶饮。

（3）手术后，病人多气血亏损，可酌情多吃一些补血的山药、大枣、桂圆、核桃、莲子、瘦肉、河鱼、鸡蛋及奶制品等，适当吃一些新鲜蔬菜和水果。

五十三、癌症病人能吃补药吗？

有人说：肿瘤病人不能吃补药，吃了补药会促进肿瘤加速生长，容易复发和转移。这种说法根据是不足的。到目前为止还没有发现哪一种补药只补肿瘤而不补人体的，相反科学家们在临床与动物实验中发现，许多补药对肿瘤无论人与动物都有治疗效果。

补药治疗肿瘤是中医药的主要治疗法则之一。即扶正培本法，现代科学方法研究补药发现，许多补药都有增强机体免疫功能的作用，所以国内外都运用补治疗肿瘤，达到遏制肿瘤生长的扩散目的。

目前，各种补品种类繁多，除了人参类之外，还有许多复方保健补品，由于广告的作用，常使患者面对各种补品不知如何选取择为好，也不知是否该用。如何选用补品呢？

（1）饮食抗癌应放在第一位，补品是次要的。已经证实多进食含维生素的食物，含硒丰富的食物，通过饮食广泛摄取人体所必需的营养素是最好的办法，而补品往往只能起到某一方面的作用。

（2）不宜“大补”。有的人数种补品一齐饮用，或每日饮用6~10支人参蜂王浆，服用后口干舌燥，性情烦躁，不但起不到好的作用。反而导致相反作用，所以，应适当选择1~2种补品，每日饮用少量，才有一定的益处。

（3）癌症患者饮用补品最好请教医生后再用，因为有些补品不像药物那样经过的试验和长时间的观察，其功效有待进一步验证，而且补品不同，功效也为一样。

五十四、癌症患者需要忌口吗？

关于忌口问题，可以这样理解。《金匮》中说：“所食之味，有与身为害”，这个“与身为害”就是饮食不当，将对身体（包括有病之身）不利，避免这种不利，就是“忌口”的意思。

人的饮食和医疗的关系，总的看来，有两个方面的意义。一方面是预防上的，即饮食得宜，可以养生——延年益寿，也可以防病；一方面是治疗上的，在疾病的进一步发展或复发，而有利于身体的康复。对于癌症病人“忌口”原则，归纳如下：①忌口有它的理论根据，有一定的原则，不能盲目施行。②忌口不是无稽之谈，也不能带以迷信色彩，而任意扩大范围。③忌口也随治疗的不同而异。④忌口与疾病的治疗效果也有关。疾病的治疗效果较好，忌口问题常不为医生和病人所注意，不成为治疗中的一个问题，但是象癌症一类疾患，治疗效果差，忌口就较受重视。

食物同药物一样，也有寒、热、温、凉四气，酸、苦、甘、辛咸五味。临床经验告诉人们，皮肤癌溃疡禁食荤腥发物；肺癌禁食辛辣；水肿禁盐；黄疸禁食脂肪；温热病禁辛辣热性食物；寒病忌食瓜果生冷；正在放疗、化疗的患者，患者自觉发热，咽喉痛，大便干结，可多吃蔬菜，瓜果等寒凉食物，但注意不可过多，以免影响患者胃肠功能；生姜、花椒、大蒜、酒等多属辛热，少量有通阳健胃作用，肿瘤病人胃腹寒痛时则可食用，若多食则生痰动火，刺激肿瘤，胸腹部肿瘤和皮肤肿瘤患者应慎用；口腔、咽喉、食管、胃、肠、肝、胰等消化器官肿瘤患者，少食或勿食荤肥厚味、油炸食物。服用某些中药应忌食某些食物，如鳖甲忌苋菜、荆芥忌鱼蟹、天门冬忌鲤鱼、白术忌桃李大蒜、蜂蜜忌葱、铁屑忌茶叶、人参忌莱菔子等。

五十五、哪些蔬菜有防治癌的作用?

蔬菜自古以来是人们饮食中不可缺少的组成部分，自然界中存在着许多防癌抗癌物质，其中最容易选择的是蔬菜，科学家们研究证实，科学地选择食用蔬菜对预防癌的发生有着重要的作用。

（1）大蒜：性味辛、温，有强烈刺激气味。含有挥发油，主要成分是大蒜素，为一种植物杀菌素，含硫和硒、锗，硒有抑癌的效能，锗可以预防胃癌，有机锗能促进血液循环，诱发体内干扰素，将巨噬细胞诱变为抗癌性噬细胞，增强病人病变细胞的抵抗力。大蒜素能阻止人胃中亚硝胺生成菌的生长，从而减少了亚硝胺的合成，减少了胃癌的发生。因此，将大蒜作为防治癌的常用食物。

（2）芦笋（龙须菜）：国外誉为最理想的保健食品，列为世界十在名菜之一。本品含有芦笋，天门冬酰胺、天门冬氨酸及多种甾体等物质，对高血压、心脏病、心率过速、疲劳、水肿、膀胱炎、排尿困难等症均有一定的疗效。美国发现有防止癌细胞扩散的功能，对淋巴肉芽肿瘤、膀胱癌、肺癌、皮肤癌及肾结石等均有特效，生物学家认为，本品抗癌的奥秘是由于它富含组织蛋白中的冬酰胺酶，这是一种“使细胞生长正常化”的物质，能有效地控制癌细胞生长。

此外核酸含量也丰富，对癌症有“摊平易近人”作用。食用时必须煮熟，每日3次，每次3～4汤匙。最好饭前食用。

（3）蘑菇：包括香菇、冬菇、平菇、猴头菇等，主含多糖类成分。科学实验证明，其中多糖有调节人体“抗癌系统”免疫功能，从而抑制癌症生长和减轻癌症患者的症状。

（4）茄子：性味甘、凉、有散血止痛、利尿解毒等功效。主含龙葵碱，其含量以紫皮茄为多，动物实验证明，此物质可抑制消化系统癌症。

（5）大白菜：性味甘、平，有解热除烦，通利肠胃之功，科学家认为，所含的粗纤维有刺激胃肠蠕动的通便之功，能使污染或分解产生的致癌物质尽快排泄，以减少肠内吸收和对肠壁的局部刺激。另含有微量元素钼较多，能阻断致癌的亚硝胺合成，使癌的发生率下降。

（6）甘蓝（卷心菜）：性味甘、平，有补骨髓，利关节，壮筋骨，益脏器和清热痛等功效。目前已知其中所含的成分吲哚-3-乙醛及黄酮类化合物，都可诱导肝脏中芸烃羟化酶活性提高54倍，使小肠粘膜此酶活性提高30倍，预示着抗癌力显著增强；有研究发现本品能降低胃癌、结肠癌及直肠癌的发病机会。

（7）萝卜：有清热、利尿、消炎，化痰止咳等功效、萝卜含抗癌物吲哚，实验表明可减少动物肿瘤的生长。老中医特别推崇萝卜，希望大家多食萝卜少喝酒。食肉须加用萝卜不但能防病治病，同时有防治癌症的作用，近年发现锌元素有很强的抗癌活性，而锌在萝卜中含量较高。

（8）胡萝卜：有健脾胃、助生津及益气补中之功效，对积食痞结有通便化滞之效。胡萝卜富含维生素A（胡萝卜素），是“防癌系统”的营养成分。

（9）菜豆：有温中下气，益肾补阳之功效。洋刀豆中含洋豆血细胞凝集素等多种球蛋白（PHA）。据研究，PHA具有抗肿瘤作用，已引起全世界重视。

（10）扁豆：有补脾除湿，消暑解毒等作用。本品仅用于脾气虚弱，湿浊内阻的胃肠道肿瘤，扁豆可刺激体内淋巴细胞转化为杀瘤细胞，能刺激免疫系统增进消化吸收功能。

五十六、哪些水果可以防治癌症?

随着经济的发展，人们逐渐认识到水果的营养价值，水果已成为生活中的必须食品，可是，哪些水果具有防癌的作用呢?下面举出的10种可供参考：

（1）猕猴桃：性味酸、甘、寒、无毒，有清热、利尿、散瘀、活血、催乳、消炎等功能。富含维生素C，目前世界上所有水果中维生素C以猕猴桃吸收率最高，可达94%，维生素C

的抗癌功效本书已作介绍。猕猴桃根，近年制成抗癌新药，用于治疗多癌症，以胃肠道及子宫颈癌为主。

（2）苹果：性味酸、甘、平，为营养丰富的果类食品，富含维生素C及钾，并含理想的纤维素，用以补充肠道容量，降低致癌物质浓度，促进其排泄，另外苹果含有大量果胶。1979年报导，接受放射性气体的动物在食用果胶之后，可与气体中放射元素结合，并促使结合物无害地由体内排除。对其他致癌物可能有同种作用。

（3）山楂：性味酸、甘、平、微温，果实含有山楂酸、鞣质、皂甙、果糖、维生素C、蛋白质、黄酮甙等。由于维生素C的抗癌作用，且种仁中苦杏仁甙也有抗癌效果，故山楂在抗癌膳食中居重要地位。动物实验表明，山楂片水煎液可延长生瘤动物的寿命，其煎提液能抑制小鼠艾氏腹水癌细胞，核之水蒸液对子宫颈癌TCC－26抑制率高达70%，山楂具有抗噬菌体的功能，提示有抗癌活性。

（4）大枣：古代认为大枣“甘能补中，温能益气，后天之扎，借此充溢，久服可轻身”。近年来研究发现，大枣的热水提取物对体外培养的瘤细胞生长有抑制作用，抑制率达成90%，本品对癌症的抑制作用，可能与其含大量环式一磷酸腺苷有关；另外，因含丰富的维生素与明显提高机体免疫力有关。最可贵的是大枣经加工而维生素C多不破坏，且富含维生素P，居百果之冠。国外报道，体弱病人直接食用大枣，康复速度比单服维生素类药物提高3倍多。因此认为大枣是“天然维生素丸”。

（5）酸梅：本吕有一定的抗肿瘤作用。动物实验表明，乌梅对小鼠皮下肉瘤有抑制作用，体外实验同样发现可抑制肿瘤细胞活性。抗癌原因在于能增强白细胞的吞噬能力，提高机体免疫功能。

（6）无花果：药理研究证明，其干果、未成熟果实和植物汁液均含抗肿瘤成份，乳汁汁液含淀粉溏化酶、蛋白酶等。干果水提取物经活性炭、丙酮处理后有抗艾氏肉瘤作用，未成熟果实乳汁能抑制大鼠移植性肉瘤、小鼠自发乳癌，使肿瘤坏死，又能使移植腺癌、骨髓白血病、淋巴肉瘤延缓发展，退化。本品抗癌范癌甚广，且无毒性，其味甘美，能作水果鲜食，日本已制成针剂广泛用于咽喉癌、腺癌、宫颈癌、膀胱癌等；我国也早就用本品抗癌。无花果不拘量，水煎内服，每日3次，治疗幽门癌：用无花果30克，木通15克煎服，每日一剂，治疗膀胱癌。

（7）杏：吃杏仁防癌的典型，是南太平洋上的岛国斐济。这里的人从不患癌，是迄今发现世界唯一无癌国。分析其原因，发现他们喜吃杏和杏干，就象大米、白面一般。无独有偶，在喜马拉雅山麓也有一个遍布杏林的地区，当地人长年靠杏和杏仁充饥，同样普遍长寿且不患癌，经大量事实证明，杏确有防癌、抗癌作用。

（8）枸杞：有人测定枸杞子等10余种食物的含锗量，其中枸杞子含量最丰富，近年来发现天然植物中的有机锗抗癌效果极强。枸杞子所含的胡萝卜素、维生素 C 等成份也有抗癌活性。防治肿瘤的枸杞子药膳有：枸杞酒（枸杞 200～300 克，白酒 200 毫升，冰糖 200 克，密封置暗处，2 个月即可饮用，每日不超过 15 毫升）、枸杞子烧牛肉（枸杞子 15 克，牛肉 100 克，加佐料一起炖熟），此方为日本药理学家信定泷大郎始创，扶正祛邪甚有功效。

（9）番木瓜：国外有人从中提取了一种有抗癌效能的生物碱类物质，可望成为有前途的新药。

（10）黑加仑：是生长在我国东北地区的一种野果，营养保健价值很高。其果实富含有维生素 C，含蛋白质居我国现知野果之首。特别是果汁能阻断致癌物亚硝胺吗啉的合成。从而能阻断亚硝胺的生成，起到抗癌、防癌作用。

五十七、防治癌症的常用药膳有哪些?

（1）昆布（海带）：性味咸、寒、有消痰、软坚、利水等功效，作用与海藻相同而较强。为治疗甲状腺肿瘤的常用药。另外，因其清热消痰之功较佳，临床多用于肺癌患者。但本品性寒而滑，脾胃虚弱便秘者不宜。日本山本一郎教授用特制海带粉饲养小鼠，表明有较好的抗癌作用。

（2）薏米：本品有抗肿瘤和增强免疫功能的双重作用。药理证明薏苡仁的一些提取物对动物艾氏腹水癌、肉瘤－180，子宫颈癌－14等有抑制作用。苡仁酯可阻止癌细胞的成长及发展，对细胞免疫、体液免疫有促进作用。本品对各种肿瘤均可辩证应用，尤以脾虚湿盛的消化道肿瘤及痰热挟湿的肺癌更为适宜。

（3）石首龙（黄花鱼）：无论干鲜均可作消化道癌的康复食品，干品入药又称“白鲞（音：xiang响）”。所制水鲜蛋白含17种人体必需的氨基酸；因肿瘤患者机体过度消耗蛋白质，临床输入水解蛋白液是理想的补充方式。此鱼精巢中提取的鱼精蛋白和脱氧核糖核酸均为临床肿瘤病人常用康复剂。大肠癌伴溏泻的病人，可用黄花鱼药膳治疗。盐水煮黄花鱼：每日取黄花鱼（色红者勿用），以淡盐水煮食100克左右。黄花鱼肉炒竹笋：黄花鱼肉切小块，入酱油浸1小时，沥干，锅内爆炒至肉黄，竹笋丝炒熟，趁热拌入鱼肉即可。

（4）灵芝：80年代报道，灵芝提取液有明显的免疫增强作用，按每千克体重0.1克剂量注射于小白鼠时，癌细胞抑制率高达96.5%，药理学实验表明，灵芝对升高白细胞的作用极强，因而对各种化疗、放疗所致的白细胞减少症大有裨益。临床经验证实，以灵芝充膳确为“升白”最佳方法，灵芝汤类膳食对肿瘤病人也是康复之餐。名膳“灵芝煲乌龟”不但味香色悦且对各种肿瘤病人有辅助性抗癌效果。用料：乌龟1只，灵芝30克，红枣10枚。做法：先将乌龟放锅内，清水煮沸，捞出，宰净去内脏，切块略炒，然后与去核红枣、灵芝用瓦锅煲汤。食时调味，饮汤吃肉，此汤尚有降低胆固醇的效果。

(5) 白薯（甘薯）：俗称地瓜。有红白两种，味美且甘，营养丰富，含大量糖、蛋白质、脂肪、维生素和矿物质。本品可作食粮，所含营养能增加身体抵抗力，增强血管壁弹力和骨骼牙齿健康，又含大量碳水化合物、钙和胡萝卜素，后两者则为一般米、面所不及，是一种产量高营养好的杂粮，本品的医疗价值正在被人们认识，因含纤维素较多，在肠内吸收大量水份，有通便作用，能预防结肠癌的发生。最近研究指出，白薯中含抗癌物质微量元素硒，因而有多种防癌作用。吃白薯易腹胀、吐酸，预防办法是：蒸透、煮烂可破皮，胀酸会减少。另外与其它杂粮配合吃为好。

(6) 玉米：为五谷杂粮之一，可榨油，或作工业、医用等，除可防治多种疾病外，尚含长寿因子谷胱甘肽。据研究，谷胱甘肽过氧化酶中含有硒，具抗氧化作用，效能比维生素E强500倍。因此可防止致癌物在体内形成。玉米中也含胡萝卜素，在体内可转化为维生素A，具有抑制化学致癌物引起肿瘤的作用。玉米所含纤维素比精米、面高6~8倍，可预防大肠癌。但应注意，发霉玉米中易含黄曲酶素，有强烈致癌作用。故在玉米加工及储存过程中，一定要防止受潮霉变。

(7) 蜂王浆（蜂皇浆、蜂乳、王浆）味甘、酸性平，有滋补强壮、益肝健脾等功能，药理研究证明，其抗癌有效成分为一种脂肪，能使艾氏腹水癌小鼠延长生存期，腹水出现较迟，癌细胞发育有退行性变化。另一有效成份能抑制动物移植性肿瘤的癌细胞生长，使患癌家鼠存活一年，而不喂蜂王浆者仅活21天。临床上，本品可作肝癌、胃癌、肠癌等辅助治疗剂，常用量为5～10毫升，空腹服，每日1～2次。近年国内外报道“蜂乳中新发现一种特殊的蜂乳酸，有防治癌瘤的效果”。

（8）动物血：目前已发现很多动物血都有不同程度的抗癌作用，如小鼠接种腹水型肝癌前给予鸡血能使小鼠生命明显延长，鲜猪血口服治疗10例急性白血病，6例临床症状改善，1例完全缓解。另有报道，用猪血治疗各种血癌均获得一定的疗效，动物血的疗效以鹅血最佳，能使癌细胞核溶解、退变。浙江医大通过动物实验认为，鹅血中含有不被人体消化道中酸、碱、酶所破坏的低分子抗癌物质。上海医务界用鹅血制剂治疗淋巴瘤及胃、肺、鼻咽癌334例，总有效率为65%；治疗各种原因所致的白血病总有效率为62.8%，可见鹅血确有抗癌活性。临床较成功的有关胃癌、食道癌疗法：①白鹅血鲜饮：将活白鹅头切掉（白鸭也可），患者口含鹅颈，吸吮热血，每周1次。②鲜鹅血韭汁：新鲜鹅血200ml，韭菜汁100ml，调匀饮。每日或隔日1次。③生猪血粉冲服：生猪血滤去水，晒干为末，黄酒送服，一次10克左右。适宜消化系统肿瘤，本方取自《怪症奇方》，值得试用。另外，有很多防癌抗癌食物，如：动物肝、奶类、蛋类、酸奶等。

五十八、防治癌症的常用肴馔有哪些？

（1）海带肉冻：适用于内分泌系统的一切恶性肿瘤，如甲状腺癌、乳腺癌、前列腺癌以及鳞状上皮癌等。海带含海藻多糖，有较强的抗肿瘤效能，其中“磺酰基”可杀灭癌细胞，将海带泡软洗净切丝，带皮猪肉等量，洗净切小块，放锅内加适量水，放入桂皮、大料等调味佐料，文火煨成烂泥状，加适最盐调匀，盛入方盘中，晾冷成冻，吃时切成条、片状，蘸糖、醋佐饭食之。

（2）排骨芫荽冻：适于慢性白血病、何杰金氏病、成骨肉瘤以及消化系统的恶性肿瘤，骨髓中分离出的“棒状杆菌溶解素”具有抗肿瘤效能，可增强体液和细胞的免疫功能，并有脂溶性挥发“酶”，能阻碍癌细胞的生长。二者协同抗癌及增强免疫效果更好。将骨头敲碎，熬煮成浓糊状，除去骨渣，每500ml糊汁加入一市斤洗净切碎的芫荽，并放入适量五香粉、食盐等调味，放冷成冻状。吃时切冻成块，蘸糖醋尤佳。每日1～2次，佐饭食之。

（3）脑髓韭菜合子（或包子）：适用于神经组织恶性肿瘤及淋巴性或骨髓性白血病，并有预防癌细胞转移或癌症复发的作用。脑髓中磷含量较多，韭菜含挥发性的酶，能激活巨噬细胞，增强它对异物与癌细胞的吞噬能力，取猪脑（牛、羊、狗、兔脑亦可）蒸熟后切成小丁，韭菜（量为脑的4倍）洗净切沫，与脑丁相加，加油盐适量，拌匀成馅，用面包成合子烙熟食之，或发面蒸包子食用。

（4）蒜苗肉包子：适用一切恶性肿瘤，白血病，成骨肉瘤等，并可预防肿瘤的复发和转移。蒜苗内含微量元素硒，在体内有抑制致癌物的作用，可限制肿瘤发展并使其缩小甚至消除。将蒜苗和肉按8∶2制成馅，加适当调味品，做包子蒸熟食之。

（5）南瓜子菜葱油虾皮饼：适用于肉瘤、白血病等。虾皮、大葱含维生素A及可分解亚硝胺的酶。将上述食物制成馅料，起油铛，入一勺面糊，摊成饼状，加一匙摊匀，馅上再摊一层面粉糊，炸成一个“油煎馅饼”即可食用。

（6）糖醋大蒜头：适用于一切癌症，尤其是泌尿系统和呼吸系统的癌症。大蒜素是一种含硫化合物的混合物，有很强的杀灭癌细胞的效能。大蒜中脂溶性挥发油能激活巨噬细胞，提高机体抗癌能力。用醋一斤加红糖半斤，煎煮至沸，放大口瓶中，冷后，将去皮洗净晾干的蒜瓣放入瓶中醋内，浸10天即可取食。每日2~3次，或隔日食用。

（7）糖醋胡萝卜洋葱头：适用于癌症早期和恢复期，并可用于预防癌症复发。洋葱头含有可激活巨噬细胞的挥发性生物碱，胡萝卜含丰富的维生素A，此菜具有稳定上皮细胞、防止癌变及杀癌细胞的作用。将胡萝卜、洋葱头洗净切片，猪油煎炒至七成熟时，加入麻油、盐、糖、醋调味，佐饭甚宜。

（8）西红柿花生小枣粥：适宜于虚弱的癌症患者如消化系统（食道、胃、肠、肝、胰、胆）癌症手术后的病人。小枣和西红柿含丰富的维生素 C，能增强人体的抗癌能力，西红柿中的“番茄素”也被认为有抗癌作用，先煮花生米和小枣，熟时加入洗净的大米或小米煮成粥，食用前拌入洗净切碎西红柿，每日 1~2 次。

五十九、肿瘤病人能不能进行体育锻炼?

俗话说：“流水不腐，户枢不蠹”，适当的运动是强身健体、延年益寿的有效的方法。有的学者说：“生命在于运动”，揭示了生命的一条规律——动则不衰。巴甫洛夫长寿的秘决，一是靠劳动锻炼，二是靠遵守生活制度，三是节制烟酒。可见，运动对人健康长寿是多么重要。然而癌患者能不能进行体育锻炼呢?

首先，要增强参加体育锻炼的信心和勇气。许多癌症患者认为，反正自己患了“不治之症”，参加锻炼还有什么用呢？这种认识是极其错误的，癌症病人不仅应当参加体育锻炼，而且有些锻炼项目对癌症病人是很有意义的，比如参加慢跑，有人分析，慢跑后每天获得氧的供给比平时多 8 倍，慢跑还可以使人流汗，汗水可以把人体内的铅、锶、铍等致癌物质排出体外，并能提高人体制造白细胞的能力，因此，慢跑可以预防癌。癌症病人经过临床综合治疗以后，需要增加营养，参加适当的体育活动，尽快增强体质，提高免疫力，对疾病的康复大有益处。通过体育锻炼，不仅能改善心肺功能和消化功能，还能改善神经系统功能，提高机体对外界刺激的适应能力，解除病人大脑皮层的紧张和焦虑，有助于休息和睡眠，在参加体育锻炼之前，应请医生较全面地检查一次身体，做到充分了解自己，然后根据自己的情况，选择自己喜欢的适合自己状况的运动项目，在参加体育锻炼的过程中，要善于自我观察，防止出现不良反应，并定期复查身体，以便调整锻炼方法。如果遇到体温升高，癌症病情复发，某些部位出现出血倾向，白细胞低于正常值等情况时，最好停止锻炼，以免意外发生。

六十、癌症病人的性生活应注意些什么?

病人患癌后体力会明显下降，情绪低落，这些自然一时降低了病人对性生活的兴趣和要求。在治疗期间，手术、放疗、化疗均可产生疲劳和各种副作用，病人体弱，精力不足，情绪不稳定，当然在此期间不宜进行性生活。

但通过治疗，病情有了好转，体力逐渐得以恢复，情绪相对稳定，这时恢复性生活的要求是合乎情理的，但一定要注意比正常时节制，更不能过度。癌症不会因性生活而传染给对方，也不会因适度性生活引起复发，这点不必顾虑。

六十一、医生常说的五年生存率是怎么回事?

医学界为了统计癌症病人的存活率，比较各种治疗方法的优缺点，采用大部分患者预后比较明确的情况作为统计指标，这就是医生常说的五年生存率。

五年生存率系指某种肿瘤经过各种综合治疗后，生存五年以上的比例，用五年生存率表达有其一定的科学性。某种肿瘤经过治疗后，有一部分可能出现转移和复发，其中的一部分人可能因肿瘤进入晚期而去世，转移和复发大多发生在根治术后三年之内，约占 80%，少部分发生在根治术后五年之内，约占 10%。所以，各种肿瘤根治术后五年内不复发，再次复发的机会就很少了，故常用五年生存率表示各种癌症的疗效。术后五年之内，一定要巩固治疗，定期检查，防止复发，即使有转移和复发也能及早治疗。另外，也有用三年生存率和十年生存率表示疗效的。

六十二、癌症病人治疗后五年不复发可以万事大吉了吗?

常有一些病人，经过治疗后，也去复查后，医生告诉患者，病灶部位肿块完全消失了，看起来效果很好。但这还不能算痊愈，只能算病情缓解（完全缓解或部分缓解）和控制（稳定），因为残留在体内的癌细胞经过一定潜伏时间，可在一定的内因和外因作用下重新增殖形成癌症，这种情况称“复发”。为了防止复发，肿瘤的治疗时间都比较长，一般需要2~3年左右。

癌患者经过治疗后生存时间超过五年，又无任何复发迹象者，可以认为治愈，但不等于万事大吉，从此可高枕无忧了。其正确态度是：定期请医生根据症状和癌症扩散的规律进行检查，这样即使有了复发，也能早期诊断，及时治疗。所以在治疗后五年期内及其后，必须做到：定期复查与治疗，积极配合医生，完全彻底消灭癌瘤，才可使自己健康长寿。

六十三、什么是恐癌心理?

现在虽然已进入癌症可以治愈的时代，但一提起癌，人们还有毛骨悚然的感觉，这就像定时炸弹，往往在人们没有留意的时候突然袭击人们，癌症的这些特点引起了不少人的“恐癌症”。有的人听说阳光中的紫外线能致癌，吓得不敢晒太阳，听说油炸食品易致癌，干脆来个不吃油；看到科普文章介绍首饰释放射线，于是从此和金项链、金戒指绝缘；听说癌症有遗传性，当父母患了癌症，自己就整天忧心忡忡。这些现象说明：还有相当一部分人对癌症缺乏正确的认识一知半解，认为只要得了癌就等于判了死刑，他们觉得自己就好像生活在致癌物质遍布的世界中，每天都受到癌症的威胁。这种感觉和心理状态严重影响着他们的身心健康，使他们难以树立起与癌症作斗争的信心。

怎样才能消除恐癌心理呢？首先，应阅读有关防癌、治癌的科普读物，增加对癌症的认识。其次，应学会如何预防癌症，掌握防癌的正确方法，切不可听信只言片语，随意采取防癌措施。第三认真自觉接受预防癌检查。第四，可到肿瘤防治中心参加肿瘤咨询活动，了解国内外治癌的新成绩，提高防癌，治癌的信心。专家预测，下个世纪初，癌症的发生将会得到全面控制。所以恐癌毫无根据，也完全没有必要。

六十四、癌瘤病人能长寿吗?

癌瘤病人能否长寿？回答是肯定的。这不是美丽的神话，也不仅是美好愿望，而是客观存在的事实。癌瘤患者，战胜疾病，像正常人一样的生活、学习与工作，一样健康长寿的，大有人在。不少绒毛膜上皮癌患者，经过治疗，痊愈后生育了可爱的小宝宝；不少年青的癌患者，如乳腺癌、肠癌、胃癌等，治疗后建立了幸福的家。就是被称之为“癌中之癌”的肝癌患者，经治疗后重返工作岗位的例子也是不胜枚举的。

尽管癌瘤的发病原因至今尚不完全明了，治疗也尚无突破性的进展，但经过有效的综合治疗后，在康复过程中积极地锻练，而健康地生活、工作、成寿星的例子，无论是在国外，还是在国内，确是不少的。且不去说那些自行消退和经过根治手术或放疗的人，就是带癌生存者，存活五年、六年、七年、乃至十几年的人也为数不少。这些“癌症寿星”们长寿的原因虽然一时尚难完全阐述清楚，但是不少癌症患者可以长寿，确是不争的事实。

六十五、对于已确诊的癌症患者应当不应当保密？

病人若得知自己患了癌症时，往往非常惊慌恐惧、忧虑，对人生悲观失望，对治疗前景更不报任何希望。但在经过一段时间的绝望之后，就会变得冷静，此时，若能策略地将部分病情告诉病人，详细向病人介绍国内外治疗癌症的新信息，新技术，又向病人介绍一些能看见的真实病例，解除病人思想顾虑，鼓励病人奋起拼搏，往往可以收到良好效果。临床好多事例说明，应该适当地告诉病人部分病情，已解除病人不必要的顾虑。随着治疗的进展，大部分病人的病情会有转机，当出现良好转机的时候，应抓住时机，向病人逐步讲述疾病的性质，治疗方案，治疗成绩，预后情况及康复方法等。

经过医生和家属积极的思想开导，病人逐渐了解了自己的病情，增强了战胜癌症的信心，大部分患者会积极地按照医护人员制定的方案进行治疗，并取得较好疗效。对癌症患者实行病情公开，积极开展心理疏导，消除病人的恐癌心理，调动病人积极性，主动配合医生，对顺利完成治疗计划，提高患者生存期具有事半功倍的作用。切忌向病人保密。否则，患者由此而产生的一系列不良情绪都会变成癌症治疗过程中的绊脚石。

六十六、常用食物有哪些禁忌？（列表）

人的一生，天天离不开吃。吃为生命之本。既然如此，关于吃的禁忌知识，显然是人们必须掌握的一种知识。一下的道理不难让人明白：吃得合适，食物可在体内得到充分利用，能促进健康；吃得不当，食物不但不被吸收利用，甚至损害健康。换言之，吃什么和怎样吃，对一个人健康与否和寿命长短影响极大，绝对忽视不得。然而令人遗憾的是，绝大多数人缺乏在食物配伍、食物与药物配伍方面的知识，往往因吃得不当而引起身体各种疾病，如癌症、高血压、心脏病、肝病、糖尿病、便秘等。

愿本表能为您的健康与长寿做出点贡献。需要说明的是，自古留传下来的这些禁忌，有很多未对禁忌原因做充分说明，他们中的绝大部分至今尚未得出确切结论之前，我们应取的态度是——信奉李时珍的话：“宁信其有，引以为戒。”当然违反下表中所列的禁忌，大多还不至于致命，但有很多却可能致病，应该引起我们的高度注意。

品名		禁忌
蔬菜类	萝卜	严禁与桔子同食，同食患甲状腺肿 忌何首乌、地黄 忌木耳（易得皮炎） 服人参时忌食
	胡萝卜	不宜和某些果、菜同吃，如西红柿、辣椒等同烹调，因黄瓜含有分解酶，能破坏西红柿中的维生素 C
	甘薯（红薯、白薯、地瓜、山芋）	不能与柿子同食，二者相聚会形成难溶性的硬块即胃柿石，引起胃胀、腹痛、呕吐、严重时可导致胃出血等，危及生命 不宜与香蕉同吃
	韭菜	不可与菠菜同食，二者同食有滑肠作用，易引起腹泻 不可与蜜同食 不可与牛肉同食（易中毒）
	竹笋	不宜与豆腐同食，同食易生结石 不可与鹧鸪肉同食，同食令人腹胀 不可与糖同食
	茭白	不宜与豆腐同食，否则易形成结石
	小白菜	忌兔肉
	菠菜	忌韭菜 忌与鳝鱼同食，易导致腹泻 忌鱼类（易致腹泻） 忌与黄瓜搭配（降低营养价值） 忌与豆腐同煮，易产生结石（菠菜中的草酸与豆腐中的钙能生成不溶性的沉淀）
	莼菜	忌与醋同食
	辣椒	忌与羊肝同食

续表

品名		禁忌
蔬菜类	香菜	不可与一切补药同食 忌白术、牡丹皮
	茄子	忌与黑鱼、蟹同食 过老熟读茄子不宜食，易中毒
	黄瓜	忌花生（伤元气）
	南瓜	不可与羊肉同食，否则易发生黄疸和脚气
	芹菜	忌与醋同食，否则易损齿
	芥菜	忌与鲫鱼同食，否则易发生水肿
	蕨菜	忌与黄豆、花生、毛豆等同吃
	菜瓜	忌与牛奶、奶酪、鱼类同食，否则易生疾病
	山药	忌鲫鱼、甘遂
	豆腐（豆浆）	不要与牛奶同食 不要与菠菜同烹调 忌蜂蜜（易致耳聋） 忌与红糖搭配（红糖中的有机酸与豆浆中的蛋白质结合产生沉淀，对身体不利） 忌蜂蜜（豆浆中的蛋白质与蜂蜜中的有机酸结合产生沉淀，不能被人体吸收） 忌用豆浆冲鸡蛋（豆浆中含胰蛋白酶的抑制物质，破坏胰蛋白酶的活性，影响蛋白质的消化和吸收） 忌与四环素同用
	木耳	忌与田螺同食 忌与雉鸡、野鸭、鹌鹑肉同食 忌与四环素同服
	苋菜	不宜与菠菜、蕨粉同食
	苦菜	不可与蜜同食
	花生	忌蕨菜
	马齿苋	忌鳖甲
	香瓜	忌与蟹、田螺同吃 忌油饼

续表

品名		禁忌
肉禽蛋类（所有肉类均不宜与茶水同食，易引发便秘）	猪肉	忌与鹌鹑同食，同食令人面黑 忌与鸽肉、鲫鱼、虾同食，同食令人滞气 忌与荞麦同食，同食令人落毛发 忌与菱角、黄豆、蕨菜同食（易腹痛） 忌田螺（易脱眉毛） 忌甘草（易中毒） 忌与桔梗、乌梅、百合、巴豆、大黄、黄连、苍术同食
	猪脑髓	若与酒盐同食，影响男子性功能 因其胆固醇含量为猪身之最，故高血压、冠心病、胃炎、高血脂、动脉硬化等患者均应忌吃猪肝 忌与荞麦、黄豆、豆腐同食，同食发痼疾 忌与鱼肉同食，否则令人伤神 忌与鱼雀肉同食
	猪血	忌黄豆，同食令人气滞 忌地黄、何首乌
	猪油	忌与梅子同食
	牛肉	不可与鱼肉同烹调 不可与栗子同食（易致呕吐） 不可与黍米同食 忌与蜜同食
	牛肝	忌鲍鱼
	羊肉	不可与南瓜同食 忌与豆腐、荞麦面、乳酪同食（与羊肉功能相反） 忌与醋搭配（羊肉大热，醋性酸温适宜寒性食物，心脏功能不好及血液病患者应注意） 忌与梅干菜、赤豆同食 忌竹笋（易中毒） 忌与茶水同食用，容易引发便秘（羊肉中的蛋白质与茶叶中鞣酸结合，生成鞣酸蛋白质，使肠的蠕动性减弱） 忌西瓜（伤元气） 忌铜、丹砂

续表

品名		禁忌
肉禽蛋类（所有肉类均不宜与茶水同食，易引发便秘）	羊心羊肝	忌与生椒、梅、赤豆、苦笋同食
	狗肉	忌与绿豆、杏仁、菱角同食（易中毒） 忌与鲤鱼、泥鳅同食 忌大蒜（易中毒） 忌用茶 反商陆
	鸡肉	癌症患者忌食，不忌乌鸡，柴母鸡 忌芹菜（伤元气） 老母鸡头不能吃，因毒素滞留在脑细胞内，民间有“十年鸡头生砒霜”的说法 忌与糯米、李子同食 忌与鳖、鱼、虾同食 不可与兔肉同食，同食令人泄泻 忌李子（易致痢疾） 忌芥末、菊花
	鸭肉	反木耳、胡桃 不宜与鳖肉同食
	鹅肉	忌鸡蛋（伤元气） 忌与鸭梨同吃
	驴肉	忌荆芥 忌与猪肉同食，否则易致腹泻
	马肉	忌与大米（粳米）同食 忌生姜、苍耳
	鹿肉	忌与雉鸡、鱼虾同食
	兔肉	忌与小白菜、鸡肉、水獭肉、芥末、橘皮同食 忌芹菜（易脱发） 兔脑能催生、滑胎，孕妇忌服
	猫肉	忌藜芦 猫肉有伤胎之弊，孕妇忌服
	雀肉	春夏不宜食，冬三月为食雀季节 忌与猪肝同食 忌李子、白术（易中毒）

续表

品名		禁忌
肉禽蛋类（所有肉类均不宜与茶水同食，易引发便秘）	鹌鹑肉	忌与猪肉同食
	雉鸡 （野鸡）	忌与木耳、胡桃、荞麦同食野鸭 不可与木耳、胡桃、荞麦同食
	鹧鸪肉	不可与竹笋同食
	水獭肉	不可与兔肉、柿子同食
	獐肉	忌与虾、生菜、梅子、李子同食
	鸡蛋	忌与柿子同食，同食可引起腹痛、腹泻，易形成“柿结石” 忌糖精，易中毒 忌制作茶叶蛋（浓茶中的单宁酸能使鸡蛋中的蛋白质变成不易消化的凝固物质，影响人体对蛋白质的吸收和利用） 民间有吃“毛蛋”之习，其实“毛蛋”中含有大量病菌，易中毒
	鸭蛋	忌李子、桑葚子（易中毒）
水产类	虾	严禁同时服用大量维生素C。否则，可生成三价砷，能致死 忌与狗、鸡、猪肉同食 忌西瓜（易中毒） 忌糖
	鳝鱼	忌狗血、狗肉 忌与红枣同煮（易脱发） 忌与菠菜搭配（同食易导致腹泻） 忌荆芥，同食令人吐血 忌用燃桑枝柴煮（易中毒） 青色鳝鱼有毒，黄色无毒。有毒鳝鱼一次吃250克，可致死。
	龟肉	忌酒、果、瓜、猪肉、苋菜
	鳖肉	忌猪肉、兔肉、鸭肉、鸭蛋、苋菜 忌与薄荷同煮
	鲤鱼	忌朱砂、狗肉 忌甘草（易中毒） 忌葵菜

续表

品名		禁忌
水产类	毛蟹	忌香瓜（易中毒） 忌花生仁（易中毒） 忌泥鳅（易中毒）
	螃蟹	忌与柿子等含鞣酸的食物同吃（易腹泻） 忌荆芥，同食令人抽筋
	牡蛎肉	忌与糖同食
	甲鱼	忌苋菜、芹菜（易中毒）
	鲭鱼	忌李子（易中毒）
	鲫鱼	忌芥菜，同食易发生水肿 忌猪肝 忌山药、厚补、麦冬、甘草
	青鱼	忌用牛羊油煎炸 不可与荆芥、白术、苍术同食
	鲶鱼	忌与牛肝同食 忌用牛羊油煎炸 不可与荆芥同用
	柴鱼	忌金瓜（易中毒）
	带鱼、平鱼、银鱼、黄花鱼	禁用牛羊油煎炸 凡海味均禁甘草 反荆芥
	鳗鱼	忌香醋（易中毒）
	海鳗鱼	忌柿子（易中毒） 不可与白果、甘草同食
	泥鳅	忌狗肉
	蜗牛	忌蝎子
	田螺	忌与玉米、香瓜、木耳、蛤蚧、冰同食（易中毒） 忌面食（易腹痛、呕吐） 忌与糖同食 忌与四环素同用
	海带	忌与甘草同食

续表

品名		禁忌
果品类	银杏（白果）	严禁多吃。婴儿吃 10 颗左右可致命，三、五岁小儿吃 30～40 颗颗致命 忌与鱼同吃
	枣	忌与海鲜同食，否则令人腰腹疼痛 忌与葱同食，否则令人脏腑不合，头胀。
	柿子	忌与蟹、水獭肉同食，同食腹痛、大泻 忌鳗鱼（易中毒） 忌与红薯同吃
	苹果	不宜与海味同食（海味不宜与含有鞣酸的水果同吃，否则易腹痛、恶心、呕吐等）
	鸭梨	忌鹅肉
	桔子	忌与萝卜同食 忌与牛奶同食
	西瓜	忌羊肉（伤元气） 忌虾（易中毒）
	柑子	忌与蟹同食
	山楂、石榴、木瓜、葡萄	不宜与海鲜类、鱼类同食 服人参者忌用 忌铁器 忌和四环素同吃
	桃子	忌与鳖肉、龟肉同食
	香蕉	忌白薯 忌芋头（易腹胀） 忌马铃薯（土豆、洋芋、山药蛋）面部生斑
	杨梅	忌生葱
	芒果	不可与大蒜等辛物同食
	杏	不宜与小米同食，否则令人呕泻

续表

品名		禁忌
谷物类	大米（粳米）	不可与马肉同食 不可与苍耳同食，同食心痛
	小米（粟米）	不可与杏同食，同食易使人呕吐、泄泻气滞者忌用
	黄豆	忌猪血、蕨菜 服四环素时忌用
	绿豆	忌狗肉 忌榧子
	黑豆	忌与四环素同用 忌厚补、蓖麻子
	红豆	忌与大米同煮，食之发口疮 忌羊肉 蛇咬伤，忌食百日 多尿者忌用
调料饮品类	葱	忌杨梅、蜜糖，同食易气壅胸闷 忌枣 忌常山、地黄
	洋葱	忌蜂蜜（伤眼睛）
	蒜	一般不与补药同服 忌蜜、地黄、何首乌、牡丹皮
	花椒	忌防风、附子、款冬
	醋	忌丹参、茯苓 忌与羊肉搭配（羊肉大热，醋性酸温适宜寒性食物，心脏功能不好忌血液病患者应注意） 忌牛乳（易结石） 忌壁虎，可致死
	蜜	忌与葱、蒜、韭菜、莴笋同食，不然易引起腹泻 忌地黄、何首乌
	糖	不可与竹笋同煮 忌在茶水中加糖（茶苦味刺激消化腺，促进消化液分泌，增强消化机能，清热解毒，加糖会抑制这种功能） 忌虾
	红糖	忌皮蛋（易中毒）

续表

品名		禁忌
调料饮品类	牛奶	牛奶中不宜放钙粉 勿用牛奶冲鸡蛋 忌与红糖搭配（牛奶中的蛋白质与红糖中的非糖物质忌有机酸易发生凝聚或沉淀，大大降低营养价值） 不宜与巧克力同食（易造成头发干枯、腹泻，出现缺钙和生长发育缓慢） 忌和四环素同食
	牛乳	忌菠菜（易得痢疾） 忌酸醋（易结石）
	酒	忌与汽水、啤酒、咖啡同饮，不然对胃肠，肝、肾脏器官有严重的损害。
	茶	贫血病人服用铁剂时，忌饮茶。饮茶降低药效，还可引起胃肠疼痛、腹泻或大便秘结等 忌与酒搭配（二者同样有兴奋心脏作用，酒后饮茶使心脏受到双重刺激，加重心脏负担） 忌茶水中加糖（茶苦味刺激消化腺，促使消化液分泌，增强消化机能，清热解毒，加糖会抑制这种功能） 服人参等滋补药品时忌用

六十七、服药时间有哪些学问?

（1）滋补维生素类药物。如人参蜂王浆、蜂乳等，适宜在早晨或晚上临睡前服用。维生素药物，一般宜在两餐之间服用。

（2）助消化药物。宜在餐前 10～30 分钟服用，以促进消化液的分泌，充分与食物混合。

（3）催眠、缓泻、驱虫、避孕药。一般在晚上临睡前半小时服用。

（4）降血压药物，根据人体生物钟的节律，服降血压药1日3次，分别安排在早上7时、下午3时和晚上7时，早晚两次的用药量比下午用量要适当少些，临睡前不可服用降压药。

（5）治皮肤过敏药，如扑尔敏，宜在临睡前半小时服用。

（6）铁剂的补充：贫血患者补充铁剂，如果晚7点服用，比早7点服用其在血中的浓度增加4倍，疗效更好。

（7）激素类及对胃有刺激的药物。人体对激素类药物的反应也有时间节律，早晨6~9点之间，人体血液中的浓度最高，应在早饭后服用一次为好。对胃有刺激的药应在饭后半小时服用。

（8）抗菌类及消炎类药物。由于抗菌类药物排泄较快，为了在血液中保持一定浓度，每隔6小时服药一次，消炎药物的使用要有讲究，风湿类或类风湿性关节炎的患者，多在早晨加大剂量服一次，效果最好，且可免去中午的一次服药。

六十八、日常生活如何巧防癌？

1. 摩擦皮肤

日本东京大学水野教授指出，人的皮肤下存在一种组织，平时处于休眠状态，当用毛巾摩擦皮肤后，受到刺激的皮肤组织细胞就会活跃起来，逐步发展演变为网状细胞。网状细胞具有免疫功能。经常擦背能增加免疫力，达到防癌效果。

2. 勤于开窗

地面及许多建筑材料都能释放致癌气体——氡及其子体（氡衰变的物质），开窗可使室内空气中的这类致癌物质降到最小密度。

3. 吞咽唾液

近年来日本医学专家在研究中新发现唾液中的过氧化物具有抑制癌物质的特殊功效。所以他们建议“一口饭咀嚼30次”的充分发挥唾液的作用，提高自我保健能力。

4. 适当饮茶

茶叶可阻断致癌物——亚硝胺在体内合成同时，也有抑制亚硝胺致癌作用。

5. 合理睡眠

癌细胞是细胞分裂过程产生的不正常细胞。细胞分裂多在人睡眠时进行。合成睡眠，有利于机体控制细胞不发生变异。

6. 全力戒烟

香烟中的许多化学成分和放射性元素都能治癌。放射性元素与烟草中的毛点结合，并在肺内沉积，形成反射性“热点”。放射性热点是肺癌的发源地。

7. 善饮猪血

据现代医学专家研究发现，猪血具有防癌作用，尤其对血癌病人，口服新鲜猪血可以使病情得到缓解和改善。

8. 吃点肥肉

肥肉中的共亚油酸有抗癌作用。平时适量吃点肥肉还可以使血中胆固醇含量不致过低，增加人的抗癌能力。

二　附文篇

一、典型病例介绍

病例1：张××，女，63岁，患者于1992年7月在北京日坛肿瘤医院行右乳腺癌全切术，术后放疗、化疗二年多，一般情况尚可。于1998年5月13日突感胸部憋闷、隐痛、呼吸困难，即到肿瘤医院检查经CT确诊："乳腺癌术后双肺转移，侵犯胸膜，胸腔积液。"经人介绍来我院治疗。查体：恶性消耗性体质，左锁骨上淋巴结肿大，右胸叩诊浊音，右肺中下叶呼吸音消失。给予"七贝肺安"系列药物治疗，6天后呼吸困难明显减轻，饮食精神好转。继续上述治疗4个月后自觉症状全部消失，体重增加4.6公斤，并自行在公园内练功，胜任家务，左锁骨上肿大淋巴结消失。复查CT："原肺内结节影及胸腔液全部消失”。现在仍间断服药以巩固疗效。

病例2：张××，男，58岁，住院号106127，CT片21630，患者于1989年3月出现呛咳，痰中带血，在当地经病理诊断为“鳞状细胞癌”，1989年7月19日收住我院，CT示：“右肺中心型肺癌”给予：“七贝肺安”系列药物治疗20天自觉症状明显减轻，血痰消失，继续服药2疗程（60天）后自觉症状全部消失，复查CT示：“右肺病灶全部消失”。出院后间断服药1年，未见异常，至今已12年，健在。

病例3：戴××，男，45岁。患者于1998年12月开始有咳嗽痰中带血及发烧，未进行特殊治疗。99年3月出现周身骨骼疼痛、身体消瘦。6月份在北京市胸部肿瘤医院CT诊断为：“右上肺癌”并住院行手术切除，术后，病情未见好转且进一步加重，出现声音嘶哑，身体进一步消瘦、全身无力、行走困难，曾三次病危抢救。7月份CT检查发现多处骨转移、锁骨上淋巴结转移。经人介绍来我院住院治疗给予“七贝肺安”系列药物及静脉注射中药治疗，15天后症状明显好转，能下地行走，体重增加5公斤。继续治疗一疗程后肿大的淋巴结消失，基本生活自理，带药回家治疗。2000年5月在肿瘤医院CT、骨扫描、化验检查一切正常。家属对此非常感激，逢人便说如果不是坚持服用健安医院的“七贝肺安”系列药物，他的病决不会是现在这个样子，是健安医院的药物救了我爱人的生命。

请患者坚信：

只要有战胜癌魔的信心和勇气健康永远属于您！

肺癌患者调查表

填表日期：______年______月______日

姓名：	性别：	年龄：	职业：	电话：
地址：				邮编：

患病时间：

咳嗽（无、轻、中、重）　　咳痰（无、有）

痰颜色（黄、白、泡沫状、痰中带血）

痰量（多、少）　　咯血（有、无、偶有）

气短（有、无）　　喘憋（有、无）

发热（低热、高热、无）

胸痛（轻、中、重、无）　　声音嘶哑（有、无）

饮食（差、正常）　　体重下降（明显、无）

大便（干燥、数日一次、溏泄、正常）

睡眠（可、差）　　头面浮肿（有、无）

胸腔积液（少量、中量、大量、无）

心包积液（有、无）　　手术切除（有、无）

化疗________次　　放疗______次

病理诊断（鳞、腺、大细胞、小细胞、高分化、低分化、混合型、肺泡型）

转移（淋巴结、纵隔、肝、骨、脑、其它）

既往史：糖尿病、高血压、心脏病、肺结核、肾病、大便秘结史、吸烟史

CT 检查：

其它：

（请认真填写以上各项，并在符合您症状的项目划√）

请将此页寄回

地址：北京市崇文区永内东街东里十二号楼健安医院肿瘤科

邮编：100050

二、肺安颗粒的主要药效学实验研究报告

注："肺安"由药品监督局更名为"七贝肺安"

[摘要] 七贝肺安颗粒系由三七、丹参、瓜篓、龙葵、白术等中药组成，具有活血化瘀、化痰散结、清热解毒之功用，主治肺癌属于痰瘀互结、热毒内蕴证的中药制剂。本工作对其主要药效学进行了抗癌、活血化瘀、免疫增强等方面的实验观察。实验结果表明：①七贝肺安颗粒对小鼠 lewis 肺癌及 S_{180} 肉瘤有明显的抑瘤作用，说明七贝肺安颗粒有明显的抗癌作用。②七贝肺安颗粒可显著增强荷瘤鼠腹腔巨噬细胞的吞噬功能及血清溶血素的生成，说明七贝肺安颗粒有免疫增强作用。③七贝肺安颗粒对急性血瘀模型大鼠 4 个切变率下（$1S^{-1}$、$5S^{-1}$、$50S^{-1}$、$100S^{-1}$）增强的全血粘度及红细胞聚集指数（AI）均有明显的改善作用，说明七贝肺安颗粒有明显的活血化瘀作用。

[实验目的] 对七贝肺安颗粒的主要药效学进行实验研究，观察七贝肺安颗粒是否对荷瘤鼠有抑瘤及免疫增强作用、对血瘀模型大鼠是否有活血化瘀作用。

[实验材料]

(1) 动物：健康昆明种小鼠，18～22 克，雌雄均用，北京大学医学部（原北京医科大学）实验动物部提供，质量合格证：

医动字第 01 - 3049 号。健康 C_{57} BL/6J 小鼠，18 ~ 22 克，雌雄均用，北京大学医学部（原北京医科大学）实验动物部提供，质量合格证：医动字第 01 - 3044 号。抑瘤实验，同批实验使用同一性别。健康 SD 大鼠，180 ~ 220 克，雌雄各半，北京大学医学部（原北京医科大学）实验动物部提供，质量合格证：医动字第01 - 3054 号。

（2）受试药物：七贝肺安颗粒，由北京市崇文区健安医院提供，批号：000201，1g 颗粒剂相当于生药 1.782g。实验前用去离子水配成浓度为 0.221g 生药/ml、0.442 生药/ml、0.883g 生药/ml 的水溶液。

（3）阳性对照药：参莲胶囊（3.6g/kg），通化金马药业股份有限公司，批号：991001，（94）卫药准字 Z - 58 号，实验前用去离子水配成浓度为 0.072g/ml 的溶液。顺铂（2.0mg/kg），齐鲁制药厂生产，批号：9904006，鲁卫药准字（1995）第 062015 号，给药当天用生理盐水无菌配成 0.2mg/ml 水溶液。

（4）瘤种：Liwes 肺癌，肉瘤 S_{180}，由中国医学科学院药物所药理室提供。

［实验方法］

1. 抗癌作用

（1）小鼠 Lewis 肺癌的抑瘤作用：无菌取生长良好的 Lewis 肺癌小鼠肿瘤，称重，用生理盐水匀浆，100 目尼龙网过滤，制成 2.5×10^7/ml 的瘤细胞悬液，给 Lewis 小鼠右液下接种，

0.2ml/只，24 小时后称取体重，根据体重随机分为 6 组，每组 10 只，分别为荷瘤模型对照组（简称模型组）、参莲胶囊阳性对照组（3.6g/kg，简称参莲组）顺铂阳性对照（2.0mg/kg，简称顺铂组）及七贝肺安颗粒低剂量组（11.040g 生药/kg，简称肺低组）、中剂量组（22.080g 生药/kg，简称肺中组）、高剂量组（44.160g 生药/kg，简称肺高组），分别为人临床用量 1.069g 生药/kg 的 10、20、40 倍。除顺铂组外各组按体重灌胃给药，每日 2 次，连续用药 7 天，模型组给等体积去离子水，顺铂组按体重腹腔注射给药，隔日给药一次，共注射 14 次。末次给药 24 小时后称取体重，处死动物取瘤称重，计算各组平均瘤重及瘤重抑制率。此实验重复二次，共进行三次。

（2）小鼠 S_{180} 肉瘤的抑瘤作用，无菌取生长良好的 S_{180} 肉瘤（腹水型）小鼠腹水，用生理盐水制成 2.5×10^{7}/ml 的瘤细胞悬液，给昆明种小鼠右掖下接种，0.2ml/只，24 小时后称重，分组、给药、取瘤同前。此实验重复二次，共进行三次。

2. 扶正作用

（1）对 Lewis 肺癌荷瘤小鼠腹腔巨噬细胞吞噬功能的影响：①鸡红细胞制备：无菌取鸡静脉血，放入 5 倍阿氏液中摇匀，4.℃保存。使用前用生理盐水洗涤三次，每次 1500rpm 离心 5 分钟，弃上清，用生理盐水配成 5% 鸡红细胞悬液。②接种及给药：接种 Lewis 肺癌瘤细胞，方法及分组同前，另设正常对照组（未接种瘤细胞，简称称正常组），给药同前，模型组及正常组给等体积去离子水。末次给药后12小时后腹腔注射5%鸡红细胞0.2ml/20g体重。末次给药24小时后称取体重，处死动物，收集腹腔巨噬细胞，测定其吞噬百分率及吞噬指数（方法见下面），并计算各组均数：取瘤称重，计算平均瘤重及瘤重抑制率。③巨噬细胞吞噬百分率及吞噬指数的测定：处死动物后，向腹腔内注射Hank′s液3.0ml充分洗刷腹腔后吸出腹腔液2ml，将腹腔液滴于干净的载玻片上，每片0.5ml，每只小鼠2片，放湿合内置37℃恒温箱温育30分钟，用温生理盐水漂洗耳玻片后晾干，甲醇固定，4%的姬姆萨-瑞氏染液染色5分钟，用去离子水漂洗，油镜下观察，每片计数100个巨噬细胞吞噬鸡红细胞情况，两片合并，按下列公式计算巨噬细胞的吞噬百分率及吞噬指数。吞噬百分率=（吞噬鸡红细胞的巨噬细胞数÷200）×100%吞噬指数=被吞噬的鸡红细胞总数÷200

（2）对Lewis肺癌荷瘤小鼠血清溶血素抗体生成的影响：①绵羊红细胞制备：无菌从健康绵羊外颈静脉取血，置于内盛玻璃珠的灭菌锥形瓶中，摇动10分钟以除去纤维蛋白，4℃保存备用。用时取上述保存的羊红细胞液用生理盐水洗涤3次（2000rpm离心5分钟），弃上清，用生理盐水制成1%红细胞悬液备用。②接种、分组、给药、免疫：接种Lewis肺癌细胞，方法及分组同前，设正常对照组（未接种瘤细胞，简称正常组），给药同前，模型组及正常组给等体积去离子水。于实验第3天腹腔注射绵羊红细胞悬液0.2ml/20g体重。末次给药24小时后称取体重，眼眶取血进行溶血素测定；取瘤称重，计算平均瘤重及瘤重抑制率。③溶血素测定：眼眶取血，放置 1 小时后2000rpm 离心 10 分钟，冰浴终止反应后 2000rpm 离心 10 分钟。取血清，用生理盐水稀释后（1∶500）按下表加样，于 37℃水浴 10 分钟，冰浴终止反应后 2000rpm 离心 10 分钟，取上清 1ml 加都氏试剂 3ml，充分混匀，放置 10 分钟，于 540nm 处以对照管作空白，分别测定各管吸收度值，以绵羊红细胞稀释液0.25ml 加都氏试剂 3.75ml 测绵羊红细胞半数溶血时吸收度值。

样品 HC_{50} =（样品吸收度值 ÷ 羊红细胞半数溶血时吸收度值）×500

	样品管	对照管
稀释血清	1ml	–
生理盐水	–	1ml
绵羊红细胞稀释液	0.5ml	0.5ml
1∶10 豚鼠血清稀释液	1ml	1ml

3. 活血化瘀作用

对急性血瘀模型大鼠全血粘度及红细胞聚集指数的影响：称重，将大鼠根据体重随机分为 6 组，每组 10 只，雌雄各半，分别为正常对照组（简称正常组）、模型对照组（简称模型组）、参莲胶囊阳性对照组（3.6/kg，简称参莲组）及七贝肺安颗粒低剂量组（11.040g 生药/kg，简称肺低组）、中剂量组（22.080g 生药 kg，简称肺中组）、高剂量组（44.160g 生药/kg，简称肺高组）。按体重灌胃给药，每日 2 次，连续用药 7 天，正常组及模型组给等量去离子水。末次给药后禁食给水，并皮下注射盐酸肾上腺素 8ug/kg 体重（正常对照组除外），间隔 4 小时重复注射 1 次，在两次注射之间（前后各式各 2 小时）将大鼠浸入冰水 5 分钟（正常对照组除外）。末次给药 24 小时后腹腔注射 2% 戊巴比妥钠 2ml/kg 体重麻醉，腹主动脉取血，肝素钠抗凝，HT－2 血液流变仪测高低切变率（$1S^{-1}$、$5S^{-1}$、$50S^{-1}$、$100S^{-1}$）下的全血粘度，计算红细胞聚集指数（AI = ηal/ηal100）

4. 数据管理

用 Excel97 进行数据管理，SPSS8.0 for windows 进行数据处理。

[实验结果]

1. 抗癌作用

（1）对小鼠 Lewis 肺癌的抑瘤作用：七贝肺安颗粒对小鼠 Lewis 肺癌有明显的抑瘤作用。按前述方法分组给药实验重复三批，三批结果均表明七贝肺安颗粒有抑制 L 肺癌肿瘤生长作用。11.040 生药/K 剂量组的瘤重抑制率为 37.04%、39.14% 及 33.54%、22.080 生药/K 剂量组的瘤重抑制率为 54.31%、54.14% 及 47.12%，44.160 生药/K 药剂量组的瘤重抑制率为 29.29%、44.80% 及 34.97%，见表 1，图 1，照片 1－7。与参莲胶囊组比较，两药作用相当。顺铂的抑瘤作用略优于七贝肺安颗粒。

（2）对小鼠 S_{180} 肉瘤的抑瘤作用：七贝肺安颗粒对小鼠 S_{180}

肉瘤有抑瘤作用。按前述方法分组给药实验重复三批，三批结果均表明七贝肺安颗粒有抑制肿瘤生长作用。11.040g 生药/kg 剂量组的瘤重抑制率为53.17%、43.33%及35.61%，22.080g 生药/kg 剂量组的瘤重抑制率为65.52%、57.53%及50.67%，44.160g 生药/kg 剂量组的瘤重抑制率为43.40%、40.09%及39.44%，见表2，图2，照片8－14。七贝肺安颗粒 11.040g 生药/kg（低剂量组）及44.160g 生药/kg 剂量组（高剂量组）的作用于参莲胶囊作用相当，而22.080g 生药/kg 剂量组（中剂量组）的作用略优于参莲胶囊。顺铂的抑瘤作用明显优于七贝肺安颗粒。

2. 扶正作用

（1）对 Lewis 肺癌荷瘤小鼠腹腔巨噬细胞吞噬功能的影响：七贝肺安颗粒可明显的增强荷瘤鼠的非特异性免疫功能。按前述方法分组实验结果表明，七贝肺安颗粒可显著增强 Lewis 肺癌荷瘤小鼠腹腔巨噬细胞的吞噬指数分别为38.3%及0.85，22.080g 生药/kg 剂量组的为39.6%及0.89，44.160g 生药/kg 剂量组的则为25.7%及0.47，见表3，图3。与参莲组比较，两药作用相当。在抑瘤方面，顺铂的作用优于七贝肺安颗粒；但在荷瘤鼠的巨噬细胞吞噬功能方面，七贝肺安颗粒的作用则明显优于顺铂，顺铂对荷瘤鼠的巨噬细胞吞噬功能有明显的抑制作用。

（2）对 Lewis 肺癌荷瘤小鼠血清溶血素抗体生长的影响：

七贝肺安颗粒对荷瘤鼠的血清溶血素的生成有明显的促进作用。按前述方法分组实验结果表明，七贝肺安颗粒可明显增加荷瘤鼠血清的半数溶血值（HC_{50}），11.040g 生药/kg 剂量组的 HC_{50} 为 320.6，22.080g 生药/kg 剂量组为 352.9，44.160g 生药/kg 剂量组的则为 283.3，见表 4，图 4 与参莲组比较，两药作用相当。与顺铂组比较，在抑瘤方面，顺铂的作用优于七贝肺安颗粒；但在荷瘤鼠的溶血素生成方面，七贝肺安颗粒的作用则明显优于顺铂，顺铂对荷瘤鼠的溶血素生成有明显的抑制作用。

3. 活血化瘀作用

七贝肺安颗粒有明显的活血化瘀作用。按前述方法分组实验结果表明，七贝肺安颗粒对急性血瘀模型大鼠 4 个切变率下（$1S^{-1}$、$5S^{-1}$、$50S^{-1}$、$100S^{-1}$）的增加的全血粘度及红细胞聚集指数（AI）均有明显的改善作用，见表 5，图 5－6。与参莲组比较，可见两药作用相当。

【小结】本研究对七贝肺安颗粒的主要药效学进行了实验观察，实验结果表明：①七贝肺安颗粒对小鼠 Lewis 肺癌及 S_{180} 肉瘤有明显的抑瘤作用，表明七贝肺安颗粒有抑制肿瘤生长作用。②七贝肺安颗粒可显著增强荷瘤鼠腹腔巨噬细胞的吞噬功能及血清溶血素的生成，说明七贝肺安颗粒有免疫增强作用。③七贝肺安颗粒对急性血瘀模型大鼠 4 个切变率下（$1S^{-1}$、$5S^{-1}$、$50S^{-1}$、$100S^{-1}$）增加的全血粘度及红细胞聚集指数（AI）均有明显的改善作用，说明七贝肺安颗粒有明显的活血化瘀作用。

三 媒体之声篇

一、《老年文摘》：

当代名医治疗肺癌的新突破

——北京中医肿瘤骨病研究会、著名肺癌专家谢继增教授

引言：癌症是严重危害我国人类健康的常见病，特别是肺癌的发病率呈明显的上升趋势。我国每年有160万人患癌症，近130万人死于癌症，其中肺癌占死亡总数的1/5，成为妨碍我国人口健康的“第一杀手”，征服这个举世顽症，已成为我国医学界的一项重大科研课题。

面对这残酷的现实，一个勇于探索、执着追求，并且具有深厚现代肿瘤学知识和丰富临床经验的我国著名肺癌专家谢继

增教授勇于向癌魔发起了挑战……

出生中医世家　少年志向远大

谢继增，1949 年 6 月 30 日生于河北省安国市，曾先后就读于北京军医学院，河北医学院，中国共产党员，国际医学博士，现任北京市崇文区健安医院院长（主任医师），中国文化研究会传统医学专业委员会副主席、秘书长，世界传统医药科技大学客座教授，香港国际传统医学研究会驻北京分会副理事长，世界传统医学联盟委员，中国·北京肿瘤骨病研究会理事，国际颈、肩、腰、腿痛专辑编委，首都医药杂志编委，加拿大中医药学会客座教授。

谢继增的家乡——河北安国自古就有“药都”美称，境内种植、采集、炮制中草药成为传统行业，代代不乏有高人出现。谢家世代行医，在当地广有医名，到他已是第五代传人了。谢继增从小耳濡目染的就是丸散膏丹，望闻问切、卫气营血、八纲辨证之类。看到伯父妙手回春，为乡亲们解除病痛后的喜悦，他幼小的心灵就羡慕不已，立志要继承祖业成为一代名医。因此，在 1963 年他即开始随伯父学医。

中国的中医宝库博大精深。谢继增从小就有一股强劲，越是困难的事他越是有兴趣。他勤学好问、悟性极高，在伯父的悉心指导下，他背汤头、熟药性、精炮制、集验方、擅针灸、通按摩，1966 年就成为当地小有名气的赤脚医生。

谢继增选择军旅生涯是他人生路上最关键的转折点。他在部队当卫生员时就以精湛的医术折服过很多人，做一名出色的军医一直是谢继增的夙愿，为提高其医药理论，部队曾先后两次送他到北京军医学院、河北医学院深造。所以当集团军成立攻克癌症研究小组时，军首长亲自点名让他当了组长。

谢继增是个志向高远的人。自从学医以后，他就决心在中医药学方面有所突破，实现他济世救人，为民解忧的远大理想。攻克癌症研究小组的成立为他提供了难得的机遇，也使他确定了毕生事业的研究方向。

刻苦钻研　精益求精

癌症是严重威胁人类生命的恶疾，不但病情发展迅速，死亡率高，而且患者异常痛苦，现代医学对癌症的主要治疗手段是放、化疗及手术治疗，虽然有部分癌症患者病情得以控制，但也使大量正常细胞组织受到损害，甚至全血细胞减少，从而导致免疫力下降。

为了提高增强免疫力，谢教授从部队至今，一直从事研究防治肿瘤工作，于 1974 年成立肿瘤攻关课题专家小组，他吸取了西药治疗精华，挖掘祖国中医之瑰宝，并且走访了全国很多医疗名家，率组员到河北、河南、山东、贵州、北京、上海等省市追踪访问，广泛收集民间验方、偏方、土方，有时候为了取得某一味药的最大用量，他时常冒着危险在自己身上做实验，经常恶心呕吐、胃脘胀满如堵，他都仔细地记录下来。经过反复实验、反复煎煮，以祖国传统医学结合现代医疗科学技术，总结近30多年来治癌防癌的临床经验，终于研制并开发出专治肺癌的“七贝肺安颗粒”系列药物。

谢继增教授及其专家组经过近30多年临床观察认为：肺癌并非是局限性的肺部疾病，而是一种全身疾病的局部表现。根据对临床数千例肺癌患者观察发现：寒性体质或由热转寒的人发病率明显高于热性体质的患者。认为肺癌的发病主要为正气虚损、阴阳失调、六淫之邪乘虚而入，其中寒与气（情志因素）最为重要。导致肺脏功能失调，肺气郁积、寒降失常、血行受阻、津液不能正常分布，内聚成痰，痰凝气滞，痰阻脉络，于是痰气瘀结，日久形成肺部肿块。“七贝肺安”系列就是通过大量实验筛选出的近百种名贵抗癌中药，依据中医理论君、臣、佐、使严格配方而成。它不仅能控制癌细胞生长、转移和杀灭癌细胞，亦可逆转癌瘤基因和变异细胞，使之恢复正常。具有驱毒抗癌、活血化瘀、软坚散结、止咳平喘、扶正祛邪之功效。

“七贝肺安颗粒”由北京医科大学药研室、北京市药品检验所、北京市药品监督管理局组成的专家评审组对临床试验做出结论：第一，有明显的抑瘤抗癌作用。第二，对人体具有提高免疫机能的作用。第三，有明显的活血化瘀功效，和西药顺铂、中药参莲对照相比作用类似，而抑瘤治癌作用高于西药，无化疗药物所产生的恶心、呕吐、脱发、白细胞降低等毒副作用。

专家审评组认为："七贝肺安颗粒"系列药物是一种治癌的首选药物，值得推广，并广泛用于临床。北京市药品监督管理局批准号为（2005）京药制加字（232）第 F－2081 号并已由国家知识产权局列为专利保护品种（ZL01102474.7）。

一份耕耘，一份收获。临床经验表明，癌症患者服用"七贝肺安颗粒"，对中、晚期肺癌患者，特别是术后复发、转移和失去治疗机会的，服药后 3～10 天即可减轻临床症状，剧烈咳嗽减轻或消失；呼吸困难靠吸氧维持生命不能平卧者，可中断吸氧呼吸平稳、平卧入睡；大量咯痰或血痰，减少或消失；胸痛者彻夜不眠或服麻醉药止痛者，疼痛减轻或停服麻醉药。面部、上下肢水肿 6～15 天减轻或消失；30～60 天肿大的体表淋巴结缩小或消失；大量的胸腔积液每 3～5 天就需抽水才可缓解呼吸困难者，用药后 6～35 天胸水得到控制或消失；对无任何方法解决的癌性热者（40℃～42℃），用药后（12h～24h）体温即可降至正常。对无生存能力的晚期癌患者 90% 以上均可见到不同程度的缓解，延长了生存时间，提高了生存质量，减轻了生存期痛苦。

肺癌患者服用"七贝肺安"系列药物治疗后，可直接激活人体整体免疫机能，产生大量 T 淋巴细胞、巨噬细胞、NK（杀伤）细胞等免疫活性细胞，显著提高机体免疫机能，强化免疫细胞对癌细胞的对抗力和战斗力，彻底包围、封锁癌细胞，抑制癌细胞转移，吞噬并杀灭癌细胞，使癌肿缩小，癌细胞消失，诱导变异细胞逆转恢复正常。科学的研究，临床证明“七贝肺安颗粒”系列药物对肺癌、术后复发转移及放、化疗后无任何治疗手段患者均有明显的疗效。几十年的潜心钻研，上万例患者幸福的笑脸，充分体现了谢继增教授和他研制治癌系列药物的价值所在。慕名前来就医的患者络绎不绝，每天 010－67025447、67055376 热线电话响个不停，专家们热情的为他们解答疑难问题，求医问药的信件像雪片一样。那些经多方医治慕名而来的患者，经服用他潜心研制的“七贝肺安”系列药物后，疼痛消失、症状减轻、瘤块软化、萎缩坏死，直至消失，许多到了中晚期的病患者从死亡线上被拉了回来，获得新生。

医德高尚　医风亮洁

他视患者如心中的一团火，病人视他犹如一盏明灯。40 多年来，谢继增教授尤重医德、医风，无论在地方、部队、农村还是在健安医院，只要有危急病人相求，他都要努力去做，经常很晚才回家，置劳累于不顾，全身心去工作，为患者服务。因此，很多病人提起他来，真是有口皆碑，成为一代名医。

由于谢教授对治疗肺癌有独到之处，在国内外产生了极大的影响，他的先进事迹先后在《人民日报》、《解放军报》、《光明日报》、《文汇报》、《大公报》、《首都医药报》、《作家文摘报》、《中国教育报》、《中国医药报》予以报道；国家卫生部《卫生天地》电视栏目摄制组在全国千家电视台制做题为《谢继增访谈录》的专题报导播出后反映强烈，中央电视台等新闻媒体也作了多次事迹报道。谢教授先后又出访了美国、德国、卢森堡、比利时、法国、泰国、日本、香港、斯里兰卡等国进行学术交流和讲学，并且在1995年研制的治疗肺癌的中药制剂获世界传统医学金杯一等奖。1996年应邀出席在美国召开的世界传统医学大会，荣获金杯一等奖，及出席在斯里兰卡召开的国际传统医学大会获“医学博士称号”，1998年应邀出席在韩国召开的传统医学国际交流大会获国际金奖。同年，经美国爱迪生发明中心达尔文研究院，香港科学院国际生物工程研究院，欧共体国际荣誉联合评选委员会授予“对人类贡献”，“成功人士”、“达尔文”国际最高金质奖等荣誉称号和国内多项金奖，其辉煌成就引起了国内外医学界广泛关注。

谢继增教授成名后，在如此辉煌的成就面前，他没有沉醉其中，当看到一个个枯萎的生命重新绽开生命的春天的时候，他欣慰的笑容不禁流露了出来。而无论对记者还是来答谢的患者他只是谦虚地说道：“中华医学博大精深，我离成功还差得远呢。”

张家口市一位报社工作人员的亲戚，是一位原发性晚期肺癌患者，有医院下结论寿命顶多一年多，面对死亡的威胁和打击，患者和家人都惊呆了，家人四处打探终于在北京健安医院找到了谢继增教授求救，仅一周时间，患者痛苦明显减轻，食欲好转，经过三个月的施治，经当地医院扫描肿块由原来的

4.8×7.1cm缩小到2×1.5cm，食欲大增，其它功能也渐正常，最后痊愈。

石油部干部戴某某，男46岁，患肺癌手术切除后，症状无改善且出现声音嘶哑，食欲下降，身体逐渐消瘦，卧床不起，咳嗽气短，曾住院三次病危抢救。1999年7月经北京肿瘤医院CT检查：发现纵膈、肺门淋巴结，骨转移，且体质进一步衰竭，经人介绍来健安医院接受住院治疗，服用“七贝肺安”系列及对症治疗，60天后，病人自觉症状好转，食欲大增，通过半年多的治疗，市肿瘤医院胸部CT检查报告示：右肺Ca术后未见胸部复发和转移。CT诊断报告，颈部CT扫描未见明显异常。头颅CT扫描未见明显异常。腹部B超示：上腹扫描未见占位病变。目前继服“七贝肺安”系列抗癌药，以巩固疗效，现经多次随访至今依然健在。

大医精诚　弘扬国粹

生命毕竟短暂，谢继增教授视时间为生命，为在有限的时间里给更多的癌症患者带来欢乐和幸福是谢教授最大的心愿。如今他除了保障国内外患者能及时就诊外，还加班整理总结治癌经验，撰写论文。近10年来，由他探索、总结并撰写的中西医结合治疗肿瘤及疑难病症的《肺丹治疗肺癌3500例》、《三棱针穴位速刺加拔火罐治疗荨麻疹》、《乳结灵治疗乳腺病》、《三消胶囊治疗糖尿病178例临床观察》、《三氧化二砷配合中药治疗白血病275例疗效观察》等多篇专业学术论文均获优秀论文奖。

面对一张张痊愈病人的笑脸，面对全国各地的感谢信，谢继增教授不禁由衷地感叹："让每一个家庭都健健康康是我们行医者的责任，我愿意看到每一个肿瘤患者早日摆脱病魔的纠缠，防癌、治癌任重而道远，我们要做的事还很多！"

二、《华北信息报》：

大济苍生

——记当代名医谢继增

（吴士英）

天将降大任于斯人也，必先苦其心志，劳其筋骨，饿其体肤，空乏其身…

《孟子·告子下》

上士闻道，勤而行之；中士闻道，若存若亡；下士闻道，大笑之。

《老子·四十一章》

死亡传票

半拉月亮穿过一块块黑云艰难地挪到中天，几片惨白的月光从窗外探头探脑地摸进屋来。60岁的贾福老汉剧烈地咳嗽着，腊黄的脸咳得通红，老伴睡眼惺忪地爬起来给他捶着背，一阵阵呻吟和着撕心裂肺的咳嗽声裹在月光里冲进无边无际的夜色中。

“快天亮了吧？”咳嗽的间隙贾福哑着嗓子问。处于疾病煎熬中的人更喜欢充满光明的白天。

“嗯”，老伴答得有些心不在焉，她看着咳得上气不接下气的贾福，眼眶里全是泪水。

“都好几个月了，咋吃甚药都不管事呢？”老伴喃喃地念叨着。“明天说甚也得到大医院去检查检查。”一辈子倔强的贾福看着老伴着急的样子，顺从地用力点着头。

贾福是张家口市机电公司的退休职工，膝下四个儿女都已成家立业。儿女们都孝敬，平时聚在一起时满堂儿孙倒也其乐融融。

贾福的哮喘病已经有十年的历史，因而贾福也几乎成了哮喘病方面的“专家”该吃什么药自己一清二楚。每到春秋两季犯病的季节，随便吃上两颗止咳定喘的药就能平安无事。

1999年的夏天热得邪气，可贾福的哮喘病却开始进入了“高潮”，各种药吃遍仍然咳嗽不止。不久左胸部突然开始疼痛，并且痛感逐步向左肩部及背部转移，常常一夜夜地睡不了觉，这种状况持续了几个月后，老伴和孩子们都着了急。

10月29日是个平常的日子，对多数人来说只是一闪而过，可贾福老汉却正在医院里度日如年。

大医院自有大医院的气派，挂号、计价、交费、取药各种手续一应俱全。大大小小的大夫们礼貌的冷淡拉开了与病人及家属间的距离。当孩子和老伴被唤进医生办公室的时候，漫长的看病之“旅”才算告一段落。

诊断书上那令人慌恐的字眼使老伴和孩子们如墜深渊，“左肺门周围型肺癌晚期”的诊断结果也使贾福的生命开始了倒计时，老伴终于明白了这已是无法更改的事实，腿一软瘫坐在地上。

晚期肺癌使贾福失去了手术的机会。据权威医生断言：化疗和放疗是目前能采取的唯一治疗办法，而且也只能维持几个月的时间。

近在咫尺的生离死别让老伴和孩子们欲哭无泪，难以掩饰的悲戚也使贾福猜出了一切。对生命的珍惜迫使一向倔强的贾福出奇地配合治疗。随着治疗的进行贾福的病情也逐步加重，跨过新千年的2月29日拍片结果表明，肺部肿瘤已达8×8厘米，3月29日拍片又扩大到十几厘米，病情呈进行性发展，医生告知家属，继续治疗已没有实际意义，回家早做准备吧。

此时的贾福已开始吐血，肿瘤压迫气管呼吸已十分困难，说不出话。既不能坐，又不能躺，更不能走，只能在床上摞几个枕头顶住胸部俯卧在上边，实在熬不住的贾福开始寻找机会自杀。

其实人到了这种地步想自杀又谈何容易，——手已无举刀之力，足不能一步而行。贾福恳请老伴帮他一把，让他少受几天罪。心如刀割的老伴轻声安慰着他。两个相濡以沫几十年的老人相拥而涕。

癌症这个恶魔使本应花团锦簇的生活平添了几分凶险。它的吓人之处就在于你只能眼睁睁地看着病人一步步地走向死亡而毫无办法。绝望中的老伴开始为贾福准备“装老”衣服，儿女们也都挤在老爸面前尽量多尽一点孝心。

可能冥冥之中老天发了点善心，一个远房亲戚送来的一张报纸给这个绝望中的家庭带来一线希望——北京来的治癌专家谢继增教授，在张家口市桥西区公园路菜市场内一个不起眼的小医院“玉带桥医院”每周六、日一天半的时间内坐诊。2000年4月2日已经接到死亡传票的贾福老汉被人抬着前来就诊。

谢教授亲切的态度和治疗的信心使病人和家属精神大振。他用自己研究配制的肺丹、消癌三仙饮、化结丸、咳喘胶囊等全系列的中草药制剂以及输液（中药制剂)、针灸、外敷、内服等全方位的治疗手段很快就见了成效，20天后，病人自觉痛苦大为减轻，两个月后病人已能下床走动，也能平躺睡觉。服药四个多月后，咳嗽时开始呕出一块块黑色的“肉”，9月5日，到原来的医院拍片，发现肿瘤已比原来缩小了1/3，使曾经宣告他已不治的医生大为惊奇。

11月18日，我到玉带桥医院采访时见到了贾福，此时的贾福除嗓子有些暗哑外其他已无大碍。据他老伴介绍，贾福现在骑着自行车哪都能去，吃饭睡觉都挺好，是谢大夫救了他一条命，也救了他们全家。

贾福面带笑容坐在我的面前，从外表已看不出他是个晚期肺癌的患者。贾福文化不高，不擅言辞，显然我的采访又使他想起那不堪回首的往事，说了几句话后突然大恸，两行热泪滚滚而下，反复念叨着“不是谢大夫我早就没命了，不是我老伴的话我也早就自杀了”。

和贾福有同样感受的还有 65 岁的老太张发平。张老太 88 年 7 月左侧乳腺癌手术后到 1997 年 6 月发现肺转移。到北京和上海的大医院都看过，各种中药，西药都吃过。两年多时间钱花了几万可仍然是发展趋势，最后还是听了权威们的“忠告”回家等死。到 1999 年时此，人已瘦得脱了形，右侧胸腔积液，肿瘤压迫气管同样造成呼吸困难、失音、不能进食、不能行走，并且开始依靠服用吗啡类止痛药以减少疼痛。到玉带桥医院经谢教授治疗十多天以后疼痛减轻，经数月治疗后自觉明显好转，B 超检查胸水已明显减少，失音的嗓子已基本恢复。

我眼前的张发平老太行动敏捷，笑容可掬，全不像曾经患过大病的样子。只是在谈及得病及治疗过程时她也流了泪，那自然是一段不愿回忆的日子，它带给人们的伤害太深，太沉重。好在这一切都已成为过去，言谈中老人一再表示，感谢谢大夫的救命之恩。

如今小小的张家口玉带桥医院已经成了各种疑难病患者和集中地，8010956 的热线电话也响个不停。有患各种癌症来绝处求生的，有患糖尿病以求解除病痛的，有被心肌梗死、严重失眠、结核病等各种疑难杂症长期折磨的。患者有来自山西、内蒙及周边县、市的外地客，也有来自市内的本地人。他们中多数都是经口碑相传后慕名而来。自然，他们都把谢继增当作辗转求医路上的最后一线希望，是普济众生的活菩萨。

谢继增现在是北京健安医院的院长，驰名中外的中医药学专家，北京肿瘤骨病研究会理事，中国文化研究会传统医学专业委员会副主席兼秘书长、香港国际传统医学研究会副理事长、达尔文生物医药研究院副理事长、世界传统医学联盟委员，世界传统医药科技大学客座教授，并被世界卫生组织国际传统医科大学授予博士学位。

诊室中的谢教授不停地忙碌着，他要抓紧时间，为每一个找他来看病的人做详细的检查和认真的解答。因为他来这里坐诊每周只有一天半的时间，明天午饭后还要赶回北京，那里有更多的病人在等着他。

我眼中的谢教授没有一点名人和专家的架子，看着他奔忙的身影，看着他对病人那种耐心，那种慈和态度，一时很难把他那些惊人的成就、炫目的头衔和他本人联系在一起。

在国际国内以专治各种疑难病症而名扬四海的谢继增当然不会忘记张家口这个小地方，他就是从这个塞外小城起步而逐渐步入世界传统医学这个大舞台的。谢继增是个最重感情的人，每当他站在国际传统医学学会的讲台上宣读论文的时候，每当他从金发碧眼的外国人手中接过一个个象征最高成就的“金杯”的时候，他眼前都会浮现出“第二故乡”那一张张被病痛折磨得扭曲的脸，一个个被癌魔搅得支离破碎的家庭中那些祈盼的眼神……

三、《华北信息报》、《华北都市报》：

军旅名医

车轮飞转，汽笛长鸣。

十九岁的谢继增身着新发的绿军装，趴在西去列车的窗口出神地向外望着，渐渐远去的故乡和即将到来的新生活使他思绪万千，兴奋不已。

谢继增 1949 年 6 月 30 日出生在河北安国，安国自古就有“药都”美称，境内种植、采集、炮制中草药成为传统行业，代代不乏有高人出现。谢家世代行医，在当地广有医名。谢继增从小耳濡目染的就是丸散膏丹，望闻问切、卫气营血、八纲辨证之类。看到伯父妙手回春，为乡亲们解除病痛后的喜悦，他幼小的心灵就羡慕不已，立志要继承祖业成为一代名医。因此，在 1963 年小学毕业后，即开始随伯父学医。

中国的中医宝库博大精深，而且多为古文、艰涩难懂，对于只有小学文化的谢继增来说，难度就更大了。

谢继增从小就有一股强劲，越有困难的事他越有兴趣。他勤学好问，悟性极高，在伯父的悉心指导下，他背汤头、熟药性、精炮制、集验方、擅针灸、通按摩，1966 年就成为当地小有名气的赤脚医生。

选择军旅生涯是谢继增人生路上最关键的转折点。当飞驰的列车把他和他的战友们送到塞外山城张家口时，一个光明的前程已在他面前展开。

他在部队当卫生员时就以精湛的医术折服过很多人。当时部队经常野营拉练，有时行军几十里都没有水源，有的战士甚至在行军途中渴昏过去。部队首长找到谢继增，让他想办法解决这一难题。谢继增用几种止渴生津、抑阳润燥的草药配成一种止渴丸，只要行军途中含上一丸，就可以一路不渴，为部队解决了大问题。所以当 1974 年集团军成立攻克癌症研究小组时，军首长亲自点名让他当了组长。

谢继增是个志向高远的人，自从学医以后，他就决心在中医药学方面有所突破，实现他济世救人、为民解忧的远大理想。研究小组的成立为他提供了难得的机遇，也使他确定了毕生从事的研究方向。

七十年代初期有关肿瘤治疗成功的范例很少，为了搜集有关资料，他带领研究小组的成员们到各个医院去寻找病例，只要找到线索，费尽千辛万苦也要找到病人，了解他们的治疗过程和治疗效果，总结成功和失败的经验教训。有些病人是民间医生用土丹验方治好的，他们就想方设法接近医生，以从中学到一点东西。

中国的传统文化是一个较为封闭的系统，中医也不例外。一些颇为有效的单方、验方和制药方法，持有者总是千方百计地匿藏起来，秘不外传。这不仅为很多疾病的治疗和预防设置了障碍，同时也延缓了中医学自身的发展。所以传统中医理论至今还在千百年前的《黄帝内经》、《伤寒论》、《本草纲目》的基础上徘徊，新的中医学专著屈指可数。

立志为人类免除病魔之苦而努力奋斗的谢继增从一开始就遇到了这一难题，直言求教总是被客气地拒绝。于是，他们就采取装扮成病人和家属前去就医的方法来采集验方，但药方中关键部分还是被隐瞒。

一次谢继增听说河北南宫的一位乡下医生医术甚佳，处方有独到之处，于是他不远千里前去求教，经仔细观察后发现其所开之药都很平常，为什么从他手中拿出的药疗效就不一样呢？谢继增断定秘密是在中草药的炮制方面。他乘乡医外出之际登门造访，发现屋檐下用黑、白、红三色线吊着很多苦胆。原来药方中很多主药都是在苦胆中浸泡多日而成，于是谢继增“满载”而归。

经过认真的努力，谢继增和他的战友们收集了数千个民间验方，经过综合分析、筛选和临床应用之后，在国际传统医学界颇负盛名的“肺丹”、“消癌三仙饮”、“化结丸”等系列制剂已具雏形。

谢继增为攻克癌症而忘我钻研的精神深得部队首长的赞赏，先后选送他到北京军区军医学校和河北医学院学习。经过 8 年中西医系统理论学习和实践的谢继增如虎添翼，在驻军 105 医院以及 267 医院、251 医院肿瘤科工作期间就以专治各类肿瘤和各种疑难病症而出名。

1985 年 7 月 1 日，张家口市报就以“癌患者的一缕幸福之音，医学上的一束希望之光”为题，对当时在解放军驻张 267 医院工作的谢继增治疗癌症的事迹做了报道。

食道癌患者史殿林在外地医院手术治疗后复发，到 267 医院治疗时已不能进食，病情危重。经谢继增治疗后肿瘤缩小，逐渐能吃蛋糕、馒头，恢复正常生活。

膀胱癌患者李秀敏发现是已是晚期不能手术治疗，服用谢继增的中药后半年时间自觉症状消失，出院后两年期间先后三次做膀胱镜检查肿块消失，脱落细胞检查未见癌细胞。

肝癌患者付玉莲入院时身体衰竭，呈恶病质。服用谢继增中药后病情逐渐好转，一年后经同位素扫描检查，原肝内占位性病变消失，肝功能及各项检查都正常。记者采访时看到出院 6 年已年过花甲的付玉莲正在忙里忙外地做家务。

肺癌患者徐育英从外地医院转到 267 医院时胸痛、气短、咯血，服谢继增的中药半年后，从口咯出块状物，经病理组织检查为癌组织脱落。病情好转，身体日益强壮，能从事一般的体力劳动。

这篇报道立即在全市乃至周边省、市引起强烈反响；军旅神医谢继增的名字开始在人们口中流传。

1985 年 8 月 5 日，张家口市报又以整版篇幅刊登报告文学“为了癌患者的生命”，文中对谢继增于 84 年收治的晚期胰腺癌患者白玉珍的治疗经过及治疗效果作了更为详尽的报道。

1984 年 2 月，时年 64 岁的白玉珍是在北京某大医院检查确诊为晚期胰腺癌并被劝回家中“养疗”后找到谢继增的。当时的白玉珍已经“粒米不食，滴水不进”，危在旦夕。而此时医院正在扩建，已经停诊，不能住院，谢继增为她开设了家庭病床。经过半年多的治疗，白玉珍竟神奇地活了过来。当记者和谢继增一起到白玉珍家采访时，白老太正在家里砸煤。乐呵呵的白玉珍告诉记者，她现在在家里照看两个孙子，还管做饭，每天屋里屋外地忙个不停。

谢继增已经创造了奇迹。

那年他才 36 岁。

一个个濒临死亡的“绝症”病人在谢继增的精心治疗下起死回生，重新投入到生活和工作中去，这些非凡的成就使谢继增名声大振，并且受到国际医学界的重视。1992 年 11 月底，当时已在 251 医院中医科任主治医师的谢继增应邀到新加坡参加

“中医与针灸走向世界国际学术研讨会”。1993 年 1 月 12 日张家口市报又以题为“谢继增论文引起世界医学界关注”的消息对此事进行了报道。报道中说：谢继增在研讨会上所作《中西医结合治疗白血病临床探讨》的学术报告“受到与会 28 个国家和地区的医学专家们的高度重视，这一论文被编入国际学术论文集”。

一个只有小学文化程度的部队卫生员，经过十几年的艰苦努力，走上国际讲台并受到广泛关注，这其中的艰辛可想而知。

1994 年初，谢继增被调到北京解放军 268 医院门诊部任主治医师，继续开展他的中西医结合治疗肿瘤和各种疑难病症的研究工作，他精湛的医术和认真负责的精神在京城又掀起不小的波澜。

1995 年 5 月 9 日“光明日报”在头版头条醒目位置刊发通讯“黑暗王国的一线烛光”，把谢继增中草药治疗癌症的显著成效比作是为充满死亡气息的黑暗王国带来光明和希望的烛光。文中以生动的笔触介绍了谢继增把几位被死亡威胁着的胃癌、肝癌、肺癌、膀胱癌患者推向健康之路的实例。文章刊出后，一时间 268 医院谢继增的诊台前患者如云。

此时的谢继增已经成为一代名医，谢继增的抗癌神话已成为众多媒体关注的热点。

1996 年 8 月 22 日“中国医药报”向公众报道了“谢继增研究成果引起世界传统医学界关注”，并在前不久召开的“第三届世界传统医学大会上被评为‘中国民族医药之星’”的新闻。

1996年10月15日“中国教育报”报道，谢继增独创的治疗肺癌的肺丹“治疗中晚期290例，有效率达91%”，“白血病胶丸、化结丸、生殖丸、活血丹等系列药治白血病有效率达82%”。“此外，谢继增对食道、肝、胰腺、膀胱、乳腺癌的临床治疗显效率、治愈率均居国内领先地位”。

就在这年，谢继增脱下军装，以副师职级别退休，到北京市崇文区医药卫生学会主办的、位于永内东街东里12号楼的“健安医院”当了院长，自此，67025447的询诊电话又成为众多“绝症”患者的一“线”生机。

谢继增是从军旅中成长起来的中医药学专家，人民军队中得天独厚的学习和工作环境为他恣意纵横地施展才华，取得成就创造了条件，近三十年的军旅生涯是他一生中的骄傲。

这一年他被世界传统医药科技大学聘为客座教授，1997年11月世界卫生组织国际传统医科大学授予他博士学位。

海外媒体对谢继增的成就也表现出极大的关注。1997年12月2日出版的香港“文汇报”以整版篇幅发表了题为“军中骄子，一代名医”的长篇通讯，对谢继增的成长过程做了详细报道，对他治疗癌症、糖尿病等疑难病症的开拓性工作做了高度赞扬。

退休后的谢继增仍然把自己当作一名军人，而军人精神的精髓就是咬定目标永不退缩。为了解除大众的疾苦，他继续在攻克癌症和各种疑难病症的崎岖山路上奋力攀登。

谢继增当了院长之后生活相对安定，曾经有过安下心来著书立说的想法，可不久一位塞外山城张家口的肝癌患者的到来彻底打乱了他的计划。

这位患者在张家口和北京两地确诊为肝癌晚期，手术和放、化疗都已失去机会，只能回家等死。病人家属不甘心，到 251 医院去找谢继增，听说已调到北京。到 268 医院去找，又说已经退休。辗转几次在健安医院找到谢继增的时候，病人上腹部肿块已明显突出，非常痛苦。虽然经过治疗病人已恢复健康，但其费尽周折的求医之路也深深刺痛了谢继增的心。为了不使钦慕自己医道的塞外患者丧失生存的机会，一个新的想法在他的心中酝酿成熟。

1998 年 10 月，谢继增和张家口市桥西医院合作在人民公园对面的菜市场内开设了“玉带桥医院”。医院开张之际首都很多中医药界的名医泰斗或亲莅祝贺，或题词慰勉。从此，谢继增每周五中午在健安医院接待完病人之后立即驱车赶往张家口，每周日中午在张家口看完最后一个病人之后又急急忙忙赶回北京，有时在半路上还要趁机随访几个病人。

我在张家口玉带桥医院采访谢继增时曾经问过他，这样长年奔波劳碌是不是为了挣钱，他听后大笑说，“如果要图挣钱，在北京就足矣，何必来张家口。况且到我这儿看病的绝大多数都是在别处已经把钱花得差不多，现在已没钱的人，也都是别的医院推出门外的人，每次来张家口，光往返过路费和汽油钱就得好几百，还得搭旅馆费、饭费，每个月就得几千元。有的病号看到半途中没钱了，刚刚见效你能扔下他不管吗？如果说为了挣钱，这些该怎么解释呢？”

我无言以对。

从谢继增对每一个患者的轻声安慰和殷殷的叮咛中，我忽然想到，是强烈的事业心和责任感在支撑着他，是人民军队的优秀传统在鞭策着他，是他曾经生活和工作过二十多年的塞外山城人民纯良朴厚的民风吸引着他。

不是吗？

上士闻“道”

1997 年 11 月。

初冬的朝阳照耀着首都机场。走下舷梯的谢继增深深地吸了口清新的空气，在心底里大声呼喊着——祖国，我回来了！

这是他应世界卫生组织国际传统医科大学之邀，赴美参加学术交流以及该大学授予他博士学位的仪式的。身披博士袍，头戴博士帽的谢继增攀上了他事业的新的高峰，正如该校校长在仪式上致辞时所讲到的“谢继增博士对中国治癌的独特贡献，不仅在于理论上的独辟蹊径，更在于那一例又一例被权威医院的现代仪器判了死刑，而在他手上又奇迹般康复的众多患者。”

掌声，热烈的掌声。一些蓝眼睛高鼻梁的外国同行钦佩地向他竖起大拇指。而此时只有谢继增自己知道，这辉煌的博士袍上凝聚着多少苦涩和艰辛……

还是他在“研究小组”时期，张家口有一个乳腺癌患者已到晚期，乳腺肿瘤呈菜花状溃烂，并且伴有严重的高血压、心脏病，很多医院表示无能为力，患者已在家“等死”。

谢继增知道后立即与病人家属联系，表示愿意无偿为她治疗。病人家住东门口，谢继增每天骑车十余里到病人家为她治病。服了多次谢继增的验方后，病人没什么反应，而且溃烂的部分越来越大，发出一阵阵恶臭，病人和家属也都失去了信心。看来普通药物已无济于事，逼到绝路上的谢继增决不轻言放弃，一个最终使他从侪辈中脱颖而出的大胆想法开始形成。

他熟读《本草》，知道书中记载有一味剧毒中药“砒霜”，外用专治无名肿毒，“蚀痈疽败肉枯痔杀虫”，但无人敢用。他认为，中药配伍中有“十八反、十九畏”的说法，两味本无毒的药物碰到一起就会产生剧毒，这说明中药之间具有相生相克的特性。中药配方中的“君、臣、佐、使”是一个非常重要的理论，普通的药物合理地配在一起就会产生几倍于原药的功用。那么，什么药和砒霜配在一起能缓解砒霜之毒，不让它对人体产生副作用，并且最大限度地发挥它去腐生肌的作用呢？经过在他自己身上反复试验，砒霜的配伍和用量问题解决了。用到患者身上一星期后，患处不再漫延，一个月后患处缩小，两个月后，肿块整体脱落。谢继增成功了。

这次治疗的成功使谢继增对中药的药性、配伍和成方有了新的认识。他深深地体会到，中医、中药作为中国的国粹已有几千年的历史，现有的成方具有很高的使用价值。但是，同人类对自然界的认识一样，中医、中药仍有很多需要进一步认识和发展问题，很多新的治疗方法和新的方剂需要开拓和创新。病人得病的病因、体质的强弱、对药物的适应程度等情况千差万别，用固定的、一成不变的治疗方案和古方照本宣科不行，要根据每个病人的个体差异、发病时间、病患程度决定具体治疗方案。古人云“尽信书不如无书”、“师古而不泥古”说的都是这个道理。谢继增的想法实际上已得中医辨证施治的真髓，并且在继承前人的基础上酝酿着新的突破。

患者付玉莲经肝同位素全消造影确诊为肝癌晚期，医院判定至多还有三个月的生存期。病人找到谢继增时其生存期已过半，面色腊黄，形销骨立，精神萎迷。谢继增根据病人的特点，选用硼砂为主药对其进行治疗。

据《本草纲目》记载，硼砂主治上焦痰热，除噎膈胃积块结，并且与砒霜相得。《药典》记述硼砂入药不能超过 3 克。为了取得最佳治疗效果，掌握最大用药量，他又在自己身上实试验。他从 3 克开始服，直服到 8 克时反应剧烈，恶心呕吐。他又研究如何利用配伍来消除其副作用，以发挥它的最大药效。经过反复研究验证之后，他给付玉莲开的药方中硼砂用到 12 克。

病人服药后不久就开始上吐下泻，呕吐物中黏痰黏结成线。谢继增仔细地观察病人反应，不断地调整用药。病人停止呕吐后，气色逐步恢复如常，治疗半年后病人康复出院。

经过这次治疗成功，使谢继增更加坚信自己的认识是正确的。用药的关键是要够剂量。剂量如果不够，药力就不能迅速达到阻遏病情发展，软坚、散结、通窍、去瘀的目的，就会延误病期。

谢继增认为：用药之妙，如将用兵。兵不在多，独选其能。开方本身就是部署兵力，何者为群，何者为臣；何者为引路通径之佐使，为攻坚略强之奇兵，都要一清二楚，并且要根据患者病情发展情况随时调整“兵力”，才能取得胜利。那种使用固定方剂，一成不变者，成功的希望极其渺茫。

谢继增敢用药、剂量大在当时的张家口是很有名的。有时医院药房药不全，患者拿着他开的处方到市里药房买药，卖药的看到这些险方奇药怕承担责任，非得让医院院务处盖章以后才能抓药，以后时间长了，也就逐渐习惯，‘谢大胆’的绰号也因此而越传越神，越叫越响。

如何使中医和西医各自的优点有机地结合起来，使治疗效果更好，是当时谢继增思考的又一个大问题。中医讲究辨证施治，认为百病之生，各有其因，因有所感，则显其症。症者病之标，因者病之本。所以中医治病分标、本、缓、急。“知标本者，万举万当。未知标本，是谓妄行”。中医的理论与实践都是非常科学的。西医不讲究这些，却具备仪器先进，辨病准确，治疗快速的特点。然而遗憾的是，西医对某些疑难病症常常束手无策，两种治疗方式虽各有特点，但彼此门户之见甚深，甚至有老死不相往来之势。

谢继增自幼研习中医中药，但他对中医看不起西医，西医看不起中医的现象极不以为然。他认为，只要出于治病救人的目的，达到治病救人的效果才是最重要的。在医疗实践中，他认真汲取西医之长以弥补中医之不足。在具体确定病人的病情、病灶时要靠西医的化验、拍片。日常坐诊时，除了号脉、望诊之外，还时常使用血压计、听诊器来进一步确定病情，他常说，西医为中医的治疗提供了很好的基础，中医为治疗癌症等各种疑难病症提供了很好的保障，二者不应互相排斥，而是相附相成的关系。基于这样的认识，所以谢继增成为当今采用中西医结合治疗各种疑难病症的集大成者。

经过多年的实践和认真研究，使他在很多病症生成病因的认识上形成了自己独特的理论。一般人认为，癌症是由温热而生，可他却认为是因寒而起，由气而生，由毒而显，最终使人体微循环出现障碍，导致体内某个部位产生疾病。而防病就是要保持微循环系统的畅通无阻，治病就是要使用药力打开微循环系统闭塞阻隔的通道，所以他治疗癌症糖尿病等疑难病时，主要针对微循环系统用药－用那些对微循环系统最敏感的药，用那些能对微循环系统产生冲击力的药，以达到温中散寒，补气活血，扩管促流，开闭通瘀，加速毒素排泄的效果，使微循环系统畅通无阻，恢复机体新陈代谢。因此谢继增在治疗肺癌时，常使患者把癌变组织咳吐出来；治疗膀胱癌时要从尿中排出；治疗乳腺癌时要使癌组织整体脱落。

谢继增在治疗方法上也有独到之处，他接手治疗的癌症患者，多数都是在别的医院治疗无效后慕名找来的。病情没有给谢继增留下从容治疗的时间，而时间对于这些患者来说就是生存的希望。为了不再延误病情，他独创了“三联一体”疗法，即按中医的治疗原则确定一个整体的治疗方案。采取局部熏蒸、热敷、肛用、贴敷、针灸等外部治疗和口服、输液三种方法同时使用，以达到最好的整体治疗效果。实践证明，这种治疗方式为众多癌症患者求得生存起了决定性作用。

除了理论和治疗上有新的创造以外，谢继增在制药方面的成就也出类拔萃。中药在产地方面很讲究，如：川军、川芎、杭菊等，药名中就明确了产于何地，这是由于当地山水精华形成了他们的独特功用。所以谢继增在选药时全部从产地选购，而且选的都是上品，这就为他确保疗效打下了基础。

一般的中药制剂都是把选用的草药碾成粉末后合成。谢继增认为这样制药效果不好，他制成的“肺丹”之类丸药，把体积庞大且能够煎煮的全部装在大水缸里，架起来用“文火”煮三天后，把药水澄出来阴干；再把阴干后的药末用细萝箩出，以剔除药渣；然后把那些不能用水煎煮的药碾成药末合在一起制成药丸，这样做虽然颇费功夫，但是全部都是药中精华，这也是谢继增成功的奥秘所在。

谢继增在杏林群英中是一个成功者，数十年的艰苦努力使他创造了医学史上的一个个奇迹，各种荣誉也纷至踏来，除了治疗各种癌症使他名扬四海，他的《三棱针穴位速刺加拔火罐治疗荨麻疹》《乳结灵治疗乳腺癌》也在国际上引起很大反响。继1995年他的“肺丹系列药品”荣获世界传统医学成果“金杯一等奖”之后，1996年他的“月半消减肥饮”又获此殊荣。

荣誉的光辉没有稍稍延缓他追求事业的脚步，他仍然在京张公路上来回奔波着，没有休息日，也没有节假日，别人可以合家出游，在山川美景中怡养身心，可他不能。别人可以在一天劳碌之后，在温暖的家中尽享天伦之乐，可他也不能。他实在太忙了。白天，他要接待一个个来自四面八方的患者，夜晚，他还要研读各种医学典籍，思索一些患者进一步治疗的方案，爱人常常怨他把家当成了旅馆，把医院当成了家。他也只能歉疚地一笑。是的，他知道自已这一生中唯有欠她太多，太多。他总是这样安慰爱人，“到六十岁以后我一定好好陪你。”可这话已经说了几十次，只是把其中的50岁换成了60岁。

谢继增毕竟已年过五旬，精力也大不如前，过度的奔波劳累使他时常感到力不从心，但他的内心是充实的，因为他心里装着的全是那一张张渴望生存的脸，和一个个被他从死神手中夺回的鲜活的生命。他活着，就是为了让别人生活得更美好。

华北信息报　2000 年 12 月 7 日　星期四　第 98 期　第 5 版　华北都市

四、《健康周报》：

当代名医治疗肺癌的新招术

记世界传统医学会副主席、著名肺癌专家谢继增教授

癌症是严重危害人类健康的常见病，特别是肺癌的发病率呈明显的上升趋势。我国每年有160万人患癌症，近130万人死于癌症，其中肺癌占死亡总数的1/5，成为妨碍我国人口健康的“第一杀手”，征服这个举世顽症，已成为我国医学界的一项重大课题。

面对这残酷的现实，一个勇于探索、执着追求并具有深厚现代肿瘤学知识和丰富临床经验的我国著名肺癌专家谢继增教授勇于向癌魔挑战。谢继增教授，1949年出生于河北安国县，转业军人。少年即随师学医，他少年志向高远，发誓毕生从医，先后就读于北京军医学院、河北医学院，曾任香港国际传统医学研究会副理事长、世界传统医学联盟委员，《首都医药》杂志编委、中国文化研究会传统医学专业委员会副主席兼秘书长、北京中医肿瘤骨病研究会理事、中国人民解放军268医院疑难病专家等职务，现任北京市健安医院院长。

当前，现代医学对癌症的主要治疗手段是放、化疗及手术治疗，虽然有部分癌症患者病情得以控制，但也使大量正常细胞组织受到损害，甚至全血细胞减少，从而导致免疫力下降。

为了提高增强免疫力，谢继增教授从部队至今，一直从事肿瘤研究防治工作，于1974年成立以他为组长的肿瘤攻关课题专家小组，他吸取了西医治疗之精华，挖掘祖国中医之瑰宝，并且走访了全国很多医疗名家，率组员到河北、河南、山东、贵州、北京、上海等省市追踪访问。广泛收集民间验方、偏方、土方，有时候为了取得某一味药的最大用量，他时常冒着生命危险在自己身上做实验，经常恶心呕吐、胃脘胀满如堵，他都仔细地记录下来。经过反复实验，反复煎煮研制出专治肺癌和不同恶性肿瘤的消除癌症毒性因子，增强人体免疫功能，抑制、破坏、阻止癌体细胞的分裂繁殖，既有杀灭溶解、消除癌细胞及癌体作用，又改变了癌细胞基因，被杀死的癌细胞可通过出汗、咳痰、大小便等方式排出体外，且不会对人体产生其他影响，治疗了上万例中晚期患者，效果显著。

在从事肿瘤研究防治工作几十年来，临床证实，用祖国传统医药治疗肿瘤具有改变基因的功能，又能增强抗癌基因的活性，“消癌三仙饮”就是根治肿瘤的一种新的有力武器。临床实践中有数十例患者的肿瘤转移完全被阻止，还有的患者治愈十七年后无复发，这就足以证明，中药的调理能使基因转变，更可以充分说明扶正祛邪的说法的正确性。一分耕耘一份收获。“消癌三仙饮”系列药物不仅对肺肿瘤疗效显著，而且对治疗乳腺癌、皮肤癌、骨肿瘤、食道癌、鼻咽癌、膀胱癌、白血病、胰腺癌等病症都取得了突破性的疗效。并且对转移、复发和肿瘤放、化疗引起的不良反应也都起到很好的治疗作用。经过对众多患者的施治疗效是肯定的。莫名前来就医的患者络绎不绝，每天 010－67025447 咨询电话响个不停，谢教授及医生们热情地为他们解答疑难问题，要求邮寄药品的信件像雪片一样。那些经多方医治慕名而来的患者，经服用他潜心研制的“消癌三仙饮”系列药物后，疼痛消失、症状减轻、瘤体软化、萎缩坏死，直至消失，有的乳腺癌患者经治疗，如刀割一样，瘤体与正常组织分裂掉下来，30 多天后愈合不再复发，许多到了中晚期的病患者从死亡线上被拉了回来，获得新生。

由于谢继增教授对治疗肺癌有独到之处，在国内外产生了极大的影响，先后在《人民日报》《解放军报》《光明日报》《文汇报》《大公报》《首都医药》《作家文摘报》《中国教育报》《中国医药报》国家卫生部《卫生天地》电视栏目摄制组在全国千家电视台制作题为《谢继增访谈录》的专题报道播出后反映强烈，中央电视台等新闻媒体作了多次事迹报道，他先后又出访了美国、德国、卢森堡、比利时、法国、泰国、日本、香港、斯里兰卡等国和地区进行学术交流和讲学，并且在 1995 年研制的治疗肺癌的中药制剂获世界传统医学金杯一等奖。1996 年应邀出席在美国召开的世界传统医学大会，荣获金杯一等奖。出席在斯里兰卡召开的国际传统医学大会获“医学博士称号”，1998 年应邀出席韩国召开的传统医学国际交流大会获国际金奖。同年，经美国爱迪生发明中心达尔文研究院、香港科学院国际生物工程研究院、欧共体国际荣誉联合评选委员会授予“对人类贡献”“成功人士”国际最高金质奖。2000 年 6 月在泰国举行的世界疑难病症学术论文研讨会上，由中国中医研究院、中华高新知识产权评选组委会授予“中华名医专家世纪高新金杯一等奖”由香港国际传统医学会授予“1999 年度世界传统医学首届专病学术成果金奖”。谢继增教授成名后，在如此辉煌的成就面前，他没有沉醉其中，当看到一个个枯萎的生命重新绽开生命花朵的时候，他欣慰的笑容不禁流露了出来。而无论对记者还是答谢的患者他只是谦虚的说到：“中华医学博大精深，我离成功还差得很远呢”。

张家口一位在报社工作的亲戚，是一位晚期肺癌患者，穿刺结果为原发性，寿命顶多一年多，面对死亡的威胁和打击，患者家人都惊呆了，家人四处打探终于在北京健安医院找到了谢继增教授求救，仅一周时间，患者痛苦明显减轻，食欲好转，经过三个月的施治，经当地医院 CT 扫描肿块由原来的4. 8 ×7. 1 缩小到 2 ×1. 5 食欲大增，其他功能也渐正常，最后痊愈。

一位河北食道癌患者景玉田在外地医院手术治疗后局部复发，淋巴转移、肺转移、不进饮食，病情危重，后经谢教授精心医治，起死回生，肿瘤消失，至今已十二年还健在。还有一位叫李秀梅的患者，医院诊断膀胱癌晚期，已不能手术治疗，经服用谢教授调理的药物两个疗程后，病情明显减轻，肿块消失，尿脱落细胞检查未见癌细胞。面对如此明显的效果，当地医院吃惊了，他们不得不相信这是一个奇迹，谢教授是创造生命奇迹的人。

生命毕竟短暂，为在有限的时间里给更多的癌症患者带来欢乐和幸福，谢继增教授视时间为生命，如今他除了保障门诊为来京患者看病外，还加班整理总结治癌经验，撰写论文，为满足京津冀患者需要，特开通了咨询和预约电话。北京咨询热线：010－67025447、010－67055447、67011391（自动传真）；张家口咨询电话：0310－8010956、8039589。因此，请外地患者将病情检查结果和临床表现、地址、邮编，邮寄或传真给他们，根据病情制定方案，解除患者和家属的路途疲劳之苦，联系人：谢峰，地址：北京市崇文区永内东街东里12号楼健安医院，邮编：100050，乘车路线：北京站乘122路、120路天坛公园南门下车即到。张家口就诊地址：张家口市桥西区玉带桥公园路市场内，玉带桥医院；邮编：075000；联系人：许有、袁永超；乘车路线：市内乘1、2、10路公交车玉带桥下车，公园路市场内东行100米，乘3路公交车附属医院下车公园路市场内西行200米即到。

我们的国家、我们的民族、我们的患者，能不为这样救死扶伤，乐于奉献的医生而骄傲和自豪吗？

人民日报社记者　何映辉/文

华北信息报周末　国内统一刊号：CN12－0006　邮政代号：5－19(5－29)　国内外发行　本期8版　2000年11月11日

五、《文汇报》：

军中骄子　一代名医

——记著名糖尿病、肺癌专家、健安医院院长　谢继增教授

谢继增，男，一九四九年六月三十日生于药都——河北省安国县，自幼隋伯父学习中医，一九六八年应征入伍，先后在北京军区军医学校，河北医学院学习深造八年，从军二十九年中，曾在河北、北京几家部队大医院任职，专职于中西医结合防治肿瘤工作。

在三十多年的辛勤探索和所积累丰富详实的临床资料中，他大胆总结出一套科学的治疗方法，并研制出治疗肺癌，白血病，膀胱癌等病症的肺丹、化结丸、乳结灵等中药制剂。其中，肺丹系列药品治疗肺癌在一九九五年荣获世界医学金杯一等奖和世界传统医学优秀成果超人杯一等奖。在一九九六年第三届世界传统医学成果奖中，[月半消] 减肥饮荣获金杯一等奖。他撰著的《三棱针穴位速刺加拔火罐治疗寻麻疹》、《乳结灵治疗乳腺病》、《肺丹治疗肺癌》等文章先后被评为国际优秀论文，为此而获得部队三等功数次。

现在，谢继增是中国文化研究会传统医学专业委员会副主

席兼秘书长，世界传统医药科技大学客座教授，世界传统医学联盟委员，中国北京肿瘤骨病研究会理事，国际颈、肩、腰、腿疼痛专辑编委，首都医药杂志编委，一九九七年他由副师级军衔离职退休，出任北京市健安医院院长，同年十一月世界卫生组织国际传统医科大学授予他搏士学位。最近，他又应世界医学组织之邀，参加于一九九七年十一月二十七日在斯里兰卡首都科伦坡举行的［集中治疗方法］的世界医学大会，会上发表了名为［中国传统医学对肺癌的治疗］的论文，并且，他还被邀请为大会主席。

军中出伟男

●他年少因家贫论才辍学，却志存高达，赖以军营绿色的摇篮，终使少年之志实现，竟成了国际医学界的常客。

●他乐于发掘祖国传统医学之精髓。虚心讨教学习民间医生，广泛收集土方、验方、由此研制出的［肺丹］系列药品治疗肺癌获世界传统医学金杯一等奖。

●他注重科学，勇于探索，大胆创新，用药超乎常规，因［胆大］而使几百例被权威大医院判为死刑的癌症患者重获生命之春，也因胆大而成为权威。

●他做为一名军医，严谨和热情赋予他高尚的医德，面对患者，一视同仁，也视为亲人一般，患者视他为生命之神，他谨以此为份内之事。

生活中，人们谈及糖尿病，肺癌而［色］变，视其为生命之死神。有关专家也预测，到2000年糖尿病将成为人类十大死因的第二位。同时有关统计资料表明：目前世界有癌症患者五千五百万，其死亡率由六十年代的第七位上升至谨次于心血管病的第二位。而其中肺癌为死亡率最高的癌症之一。为攻克降服这两种顽症，国内外医学界都在不断的探索研究。其中成果最为丰硕者，是位中国军医，他就是位于北京市崇文区永内东街东里12号楼的北京健安医院现任院长谢继增教授，三十多年来，由他摸索总结的内服外贴的［三联一体］治疗糖尿病方法及自己研制出的［肺丹］系列治疗肺癌中药制剂均取得令人满意的治疗效果，其中，［肺丹］系列曾荣获第二、三届世界传统医学博览会金奖。

那条洒满血汗的探索之路

谢继增教授出生于中医世家，一九六八年应征入伍。从一名普通的边队卫生员到一名出色的军医专家、教授。他走出了一条洒满血汗的奋进探索之路。

如果说勤奋与机遇使他成为一名优秀的军医，那么热情与自尊更使他成为肺癌专家。入伍十年后的一天，一件发生在当时他所在诊所的事震动了他，自那一天起，他便成了一名向癌症挑战的门士。那天，天气阴沉沉的，一位患者的亲人向诊所的大夫渴求道：［大夫，求医院给老人治治病吧！咱知道这癌症难治，但即使治不好，能治一治，对病人也是一种安慰呀！那怕是让病人多活几天，也算是咱儿女的尽了一点抚养之孝哇！……］当时，由于医院没有肿瘤门诊和这方面的大夫，只好拒绝了这一点叫人酸心的请求。那天晚上，他失眠了……脑中老是闪现着白天的那一幕……［难道癌症就不可治了吗?］好一阵思绪过后，他自问道。被自尊激起的信念回答到：［不!］

自那以后，谢继增的书桌上的书猛然增多：《肿瘤的诊断与治疗》、《中医肿瘤学》、《千家药方》、《中草药大全》等有关诊治癌症的医学书籍堆在那里。借助医学词典默默地阅读着，摘记着……他正式向医学的顽敌——癌，进军了！凭着入伍前所积累的丰富的中草药知识，他决定向中草药这座中华民族无数中医前辈共建的医学宝库寻求攻克癌症的武器。当时，在短短一年的拼搏中，他先后翻阅了近百本的医学书籍及刊物，做了多达五十万字的笔记，搜集整理了三千多个民间的土方、偏方、验方。所有这些都极大丰富了他的医学理论及思路。为了整理这些宝贵的民间医学资料，他可谓达到了如痴如狂的地步。有一次，他在一本古医书看到一个治噎嗝的药方，其中有味叫鸡舌香的药他从未听说过，而此书中对这种药的介绍甚少，他查遍了医院的药学书籍，终未得结果。于是他又踏遍市内的各个药店，找老药工及老中医讨教，然而却以回答：［不清楚］而结束。谢继增仍没有灰心，又每日奔波于市图书馆查寻，功夫不负有心人，他终于在《东医宝鉴》这本不曾见过的古医书中查到了有关这种药的详细注解。还有一次，他为寻找一种治疗癌症效果极佳的民间土方验方，率组不顾艰辛在河北、河南、山东、北京、上海等省市访寻于民间，然而，欲因这些民间医人的性格怪僻而经常吃［闭门羹］，或许是他的精诚所至吧，上帝有意指引他，在一次几乎将要毫无收获的拜访中，他无意发现了某民间医人用苦胆浸泡药粉的秘密，回到驻地，亲自试验，果然效果极佳！以据这些宝贵的资料，结合自己的临床经验，他炮制成了各种抗癌、治癌及防治各类顽症的新药，用于治疗乳腺癌、皮肤癌、骨肿瘤疗效极好。以后，他又研制出荣获国际金奖的［肺丹］系列中药制剂。所有这些积极、热情的探索，终换来了丰硕成果！

他因胆大而成了权威……

熟悉谢继增教授的人都知道他有个叫人心服口服的绰号——谢大胆，而在事实上得这一美誉确实不易。它既需要科学的医学理论做指导，也还需要一种热情的奉献，依据三十多年的在医学这片土地上的辛勤耕耘，他已逐渐创立了一套完整的关于［癌］的医学理论体系，谢教授认为：中医的治病关键在于辨证施治，中医的实质为庞大的开放性系统，所有的病因都可隋之于阴阳失调，故治病的总则就是为了调理阴阳，治癌亦如此。对于癌，以往人们都认为它是因温热而生，而谢教授则不拘泥于传统的看法，他认为癌是因寒而起，由气而生，由毒而显。基于这一病因，谢继增教授从科学的微循环理论中找到突破口。

所谓微循环是指血液流经组织小血管的循环。其主要功能是完成人体内物质的新陈代谢。因此，它不谨是一种物质与能量的代谢场所，也是治疗疾病而输送药力的通道，也是体内外互通的交换站。若人体的微循环出现故障，则仍然会导致各种疾病的产生。因此，防病就是保证体内微循环的正常运行，治病就是借药力扫清一切阻碍微循环系统通畅的物质。这一新的认识思路为治疗癌症另辟径，那就是针对微循环系统用药，用那些微循环系统最为敏感的药，用药量也就要考虑到对微循环系统所形成的影响。于是，运用中药理论所讲的：温中驱寒，补气活血，开窍通关，扩管促流，使闭瘀通，加速排泄，促进微循环畅通，使机体代谢旺盛。这一指导思路，便是谢教授的诊治疾病之理论基础。

所有这些理论的实践，必然要体现在治病所用的药量上。为此，谢教授凭自己深厚的药理基础和新颖的用药见解，大胆用药。以求达到一步到位的治疗效果。他认为，现代人的抗药性增加了，有实事为证：过去病人注射青霉素，用量在二十至四十万单位，现在职的用量竟已达八百万单位。因此，一代抗生素新药［先锋］也就应运而生。中草药是一种自然的野生植物资料，很难以新代旧。在人的抗药性增大的今天，一个很显然的做法就是增大药剂量。更何况现在的药物有很多都是人工培养的，与吸收日月之精华，采万物之精气的野生药物相比较，在药性上还要大打折扣。现在即使是野生资源，因为其生态环境发生很大变化、药性也非能跟昔日相比较。所以，用运动，发展的眼光去审视《药典》才是科学的。另外，他还熟知药物的配合禁忌，在实践中深谙于古代名医所提出的［君臣佐使］之法。

依据这些科学的诊断，谢教授这才潇洒的大胆用药，给人的直觉上，用药超乎常量，真不愧于其［雅称］谢大胆。然而，在他大剂量潇洒自如用药的背后，隐藏着许多鲜为人知酸甜苦辣，为了取得某一味药的最大用量，他时常冒着生命危险首先在自己身上做试验。比如硼砂的用量，按《药典》规定人般为三克，为了找到效果最佳的药量，他自己从三克开始服用，一直到八克时，体内反应剧烈起来，恶心呕吐，胃脘胀满如堵，周身烤灼似的发烧，他详细地记录下这些感觉总结出硼砂的用量与药效之间的联系。

正是这种勇于开拓，积极创新的精神以热情奉献的无私，使他因胆大而成了权威。

患者心中的一团火，病人眼中的一盏灯。

谢继增教授常这样说：［医生应该是患者心中的一团火，病人眼中的一盏灯。］多少年来，他是这样说的，也是这样做的。这样的话语也唯有一个具有高尚医德和善良之心的行医者才能从内心捧出。多年的治病救人生涯中，他不会忘记那癌患者被病魔所扭曲的面庞，扭曲的心灵，对生活失去信念的灰一般的心情，灰一样的眼光。这一副副陌生而又熟悉的面孔，无时不震撼着他那颗善良的心。他知道，严谨的治疗，热情的帮助对一名癌患者的作用和意义。

三十多年来，他无论在地方，部队还是农村，城市行医，只要有危急病人相求，他总是热情接待，视病人如亲人。特设的服务热线 010－67055447 不管是白天黑夜总是一响就接。时常置个人安危、劳累于不顾，全心为病人服务，在他所治疗过的病人中真谓是有口皆碑，以下暂举几例以弘其德。

哈尔滨有位年青的大学生身患白血症，经诊断已到晚期，百治无效，丧失生活信心。后来患者父母经人推荐，求医于谢教授，谢教授当即乘飞机赴哈治疗，细心严谨的治疗和师长般的教导，使这位大学生顿生生活信念，病情立即好转。不料当时谢教授走后，病情又恶化，于是谢教授又反复返回为他治疗，这位大学生见着他时病情竟又立即好转，其实这并不为怪，谢教授不光是他的生理医生，更是他的心理医生。为了使病人愉快地走完最后短暂的人生之路，谢教授便应其母亲之邀，住在患者家里，浓浓的人间真情，使他与患者间以舅甥相称，后病人病情恶化，他便日夜守候、病人大小便失禁，他便为病人端屎端尿，亲如一家人，尽管说病人终病故，但谢教授对病人的悉心治疗时反映出的真情却永不会逝去，只会使他医德的光环更加瑰丽无比！

治病救人，谢教授只作是份内之事，从未有索取之心。深圳某某建筑装潢公司总经理黎某，患膀胱癌手术后复发，膀胱内八个大小不等的乳头状瘤，经谢教授三个月治疗痊愈。这位腰缠万贯的大亨，为感谢救命之恩，非要赠给他一辆进口小汽车。就像是经常无数次拒绝收受病人钱物一样，他婉言谢绝了。每每谈到这类事情，他总是这样说：［作为医生，最高兴的就是能治好患者的病，其余的都是次要的。］

——极为平淡却又耐人寻味。

在医术，真情和金钱面前，谢继增教授高尚的医德就像是把神奇的大剪刀，剪去金钱，留下真情，修好医术！

他从绿色军营走出来

一九九二年十月的一天，金风宜人，世界第一届中华治癌学术研讨会在新加坡召开，与会者大都是来自东南亚一带的中医学的权威人士或经国内严格筛选的中医治癌新秀。会上，第三位发言者，是位长相憨厚的中年中国军医，他就是作为中华人民共和国中医界代表之一的谢继增。

当他在会议严格规定的十五分钟发言时间内宣读完《中西医结合治疗白血症临床探讨》论文时，会场为之震动，会议主持者特破例为他延长十分钟让他继续阐述中医治癌的独特思路和方法。当时，此论文被收编入国际学术论文集，引起世界的广泛关注。他的成就，正如大会主席在闭幕时所评价的：谢继增大夫对中医治癌的独特贡献，不谨在于理论上的独辟蹊径，更在于那一例又一例为权威大医院的现代仪器判为死刑，而经他的手治疗又奇迹般康复的众多患者。事实也正是如此，近年来，他所治疗食道癌、肝癌、乳腺癌等多类型的患者数千例，均达到理想效果。

当时，他还应邀参加了在当地举行的［世界针灸传统医学研讨会］。当他宣读完《白血病临床治验一百九十六例观察》、《万应化瘀治疗消化系统肿瘤疗效观察》、《肺丹治疗肺癌一百九十六例临床观察》三篇论文时，同样的境况发生了，会议组织者在谢继增的十五分钟发言时间之外竟特批他继续发言四十分钟，他侃侃而谈，推理严密，数据精确，语言精炼。言毕，博得阵阵长久不衰的掌声！与会者为这位中国军医的博学风采所震敬，叹服！

是的，作为一名医生，在一番艰苦的探索后，从军营这绿色的摇篮中骄傲地走了出来，走向世界。

1995~1996两年，他曾两次赴港台地区进行学术交流还应邀两次到美国出席了第二届、第三届世界传统医学大会，其成果均获金杯一等奖，特别是九七年，他被世界卫生组织国际性传统医科大学授予博士学位。

在如此辉煌的成就面前，谢继增没有沉醉于其中，只是谦虚而由衷地说道：［中华医学博大精深，我离成功还差得远呢！］是的，满足于现实就意味着后退，脚下的路还远很长，等着他更好地走下去呢!

文汇报 1995年5月19日 星期五 农历乙亥四月初十

今日8版 第16516号 第42期 总第908期

六、《光明日报》:

黑暗王国的一线烛光

1986年5月的一天，虽然正是柳烟乍起、草色遥看的初春时节，但塞外张家口仍然有些寒气袭人。当时在驻军某医院行医的谢继增军医，被一群人堵在了下班的路上。被搀扶的患者叫耿杰，河北省计经委人事处处长。因患胃癌在某医院做切除手术，术中发现癌细胞已转移到肝、胰腺、十二指肠后壁等处。畏寒怕冷，骨瘦如柴，身体极度虚弱。按照常规的诊治法，应该是扶正补元，温中散寒，清热解毒，一般不用太辛热的药。谢继增机杼独出，不从众器，偏用附子、肉桂、干姜等辛热的药物，意在打通患者的微循环系统，促使代谢功能恢复正常，从而让药力发挥出最大限度的功能。就这样，一个被权威大医院宣布死刑的人，又奇迹般康复了。像这样成功的病例，谢继增已经诊治不下几百例了。

1983年前后，在张家口医务界和老百姓中间，“谢大胆”的绰号开始叫开了。谢大胆即谢继增。绰号所来何由？但指他超常规的用药量。

人命关天，这不是拿人性命玩冒险游戏吗？不了解谢继增的人以为他是一个大胆狂徒，其实他大剂量用药的潇洒背后，隐藏着鲜为人知的甜酸苦辣和战战兢兢。为了取得某一味药的最大用量，他经常冒自家生命危险，首先在自己身上做试验。比如硼砂的用量，按《药典》规定一般为3克，为了找到效果最佳的用药量，谢继增“以身试法”。从3克开始，吃到8克时反应剧烈起来，恶心呕吐，胃脘涨满如堵，周身烤灼似地发烧。他详细记下了这些感觉，从中掌握了硼砂的用量与药效之关系。

一位叫傅玉莲的病人可谓三生有幸，恰逢其时慕名投医谢继增的悬壶之下，经肝同位素全消造影确诊为肝癌。医生告之患者家属，她想吃什么就让她吃什么，至多还有三个月的时限。谢继增接手后，用大剂量的硼砂为主药施治。大剂量大到什么程度？12克！够吓人的。病人服药后不久便上吐下泻，一发不可止，大有要从两头把人掏空似的，且呕吐物痰黏成线。谢继增仔细地观察病人的反映。停止吐泻后，经检查，病人脉象正常，血压也正常。谢继增很快意识到他成功了。硼砂的药理功能是“散结化痰”，中医理论上讲“百病皆生于痰”，这一吐把滞留在身的病毒吐了个干净，达到了治疗的效果。由此加深了他对药剂量的认识：用药的关键是要够剂量，剂量若是不够，就打不通微循环系统的各个通道关卡，药力就难以输送到位。

中国有句老话叫做“艺高胆大”，这句话充满了辩证法。谢继增的胆大正是建立在他对药物功能和作用有自己独特的见解和认识。在他看来，现代人抗药性增大了，过去病人打青霉素，用20~40万单位足矣，现在用800万单位已经是家常便饭。因此，一代抗生素新药“先锋”也就应运而生。中药是一种自然的野生植物资源，很难以新代旧，在人的抗药性增大的今天，一个最简单的形式逻辑就是增大药剂量。遗憾的是，人类常常在简单的问题面前昏头。

谈到药物本身，从小就随行医多年的伯父漫山遍野采药的谢继增，更是头头是道。他拿着一本《药典》说，它审定的药剂量依据的大都是野生药物资源。野生药物纳日月之精华，采万物之真气，药性极强。现在的药物许多是人工培养的，药性与野生的比要大打折扣。现在即便是野生资源，因为生态环境发生了变化，其药性也非昔日可比。这些都决定了行医者不可固守《药典》。

谢继增大胆增大药剂量还有一个保险系数，那就是他对药物的配伍禁忌做过深入的研究和实验，深谙古代名医提出的“君臣佐使”之法，并积累了许多配伍的秘方，比方说细辛用大剂量，就得配五味子，X克细辛配X克五味子，治疗类风湿和脉管炎效果极佳。

1992年10月，谢继增经过来自全国中医学专家组成的评委会的严格筛选，作为中华人民共和国的中医界代表之一出席了在新加坡召开的“第一届中医与针灸走向世界国际学术研讨会”。当他在严格规定的15分钟内宣读完此论文《中西医结合治疗白血症》时，会议破例为他延长10分钟，允许他继续阐释用中医治癌的独特思路和方法。走下主席台，许多同道纷纷邀请他去他们国家的各大医院“坐堂”诊治癌症。正像大会闭幕时执行主席所评价的：谢继增大夫对中医治癌的独特贡献，不仅在于理论上的独辟的径蹊，更在于那一例又一例被权威大医院的现代仪器判处死刑，而在他手上又奇迹般康复的众多患者。紧接着，他研制的治疗肺癌的肺丹系列又获世界传统医学优秀成果大奖赛“超人杯”奖。

谢继增成功了，许多大医院用高薪聘请他改换门庭，他始终不为所动。去年，组织上为了让他更大地发挥出治癌专长，把他从张家口 251 医院调到位于北京东城区新中西街 12 号的解放军 268 医院门诊部。来到首都北京，他不仅要面对一般患者，有时候还要为相当级别的干部和一些社会知名人士号脉，但是，作为一名军医，不论患者是什么身份，他都一视同仁，履行治病救人的神圣职责。深圳鹏程建筑装潢公司总经理黎六彪，患膀胱癌手术后复发，膀胱内 8 个大小不等的乳头状瘤。经谢继增 3 个月的治疗痊愈。这位腰缠万贯的大亨，为感谢谢大夫的救命之恩，非要赠一辆进口小汽车。像往常无数次拒绝收受病人钱物一样，谢继增婉言谢绝了。每当谈起这类事情，他说得极为平淡却又耐人寻味：“作为医生，最高兴的事情就是能治好患者的病，其余都是次要的。”

光明日报 1995 年 5 月 9 日 （作者：谭健）

七、《张家口市报》：

癌患者的一缕幸福之音
医学上的一束希望之光

解放军驻张二六七医院谢继增医生治癌获得可喜疗效

本报讯　本报记者王建报道：中国人民解放军驻张二六七（原一〇五）医院军医谢继增，近年来治疗食道癌、肝癌、胰腺癌、膀胱癌、肺癌、乳腺癌等多种类型的癌症患者一百九十九例，达到临床治愈率百分之五点五，显效率百分之二十八点一，有效率百分之二十二点一。

记者在采访中，听到、看到不少癌症患者起死回生的事实，惊喜而又激动，现摘记几例于下。

——食道癌患者史殿林，在外地医院手术治疗后，局部复发，淋巴转移。一九八二年到二六七医院治疗时，不进饮食，病情危重。经谢医生治疗，肿瘤缩小，逐渐能吃蛋糕、馒头等。两年过去了，现在史殿林吃东西几乎和正常人一样。

——李秀梅，一九八二年经医院诊断为膀胱癌（晚期），已不能手术治疗。经服用中药半年余，病情减轻，自觉症状基本消失，体质恢复。截止一九八四年底，先后膀胱镜三次检查，肿块消失，尿脱落细胞检查，未见癌细胞。

——肝癌患者傅玉莲，一九七九年入院时，身体衰竭，呈恶病质。经治疗年余，病情逐渐好转。肝同位素扫描检查，原肝内占位性病变消失；肝功能及各项检查都正常。时过六年，傅玉莲的身体与正常人一样，虽年逾花甲，但还能做些轻微的家务活儿。

——徐育英患肺癌后，咳嗽、胸痛、气短、咯血。他从外地医院到二六七医院治疗半年，从口中咯出块状物，经病理检查为癌组织脱落。随后，病情日趋好转，身体日益强壮。现在能从事一些轻微的劳动。

据了解，凡到二六七医院就诊的，大都是被各地医院确诊，并根据病情判了“死刑”，治疗无望的晚期患者。他们的家属抱着“死人当活人治，争取多生存几天”的心理，前来绝处求生，谢医生采取中西医结合的方法，大胆运用“以毒攻毒，驱毒攻下”的治疗原则，并研制出各种方剂，用于临床实践，取得了可喜成果。

张家口市报 1985年7月3日 星期三 农历乙丑年五月十六 第155期（每周六刊本期四版）

八、《张家口市报》:

为了癌患者的生命

张贵元

大医院望她兴叹，小诊室妙药回生

一九八四年二月的一天，北京某大医院肿瘤诊室内。

“癌”——这个听来就令人毛骨悚然的字眼，无可否认地写在了白玉珍老大娘的诊断书上。她的亲人的担心可怕地应验了。

“大夫，您看老人有危险吗？还有希望吗?”站在医生身旁的一位中年妇女忧心如焚，声音似乎在颤抖。她是患者的女儿。

“胰腺癌已到晚期，我们无办法，只能回家养疗。

回家养疗?！是家里没有办法才到北京来求医的啊！回家养疗，说得文明，说白了还不是让回家等死吗？老人的女儿怅然若失地凝视着曾渴盼望能给她带来一丝希望的医生，话语哽塞了。

然而，这能责怪医生的无情吗？癌——这个人类最凶虐的病敌对哪一位患者又不是如此残酷呢?

白玉珍老大娘是张家口市人。这次是女儿陪她专程到北京求医的，不想抱希望而来，怀失望而归……

俗话说，情深莫过母子。哪有忍心看着自己的老人躺在家里等死的儿女呢？六十四岁的白玉珍老人娘膝下四儿四女，他们到处奔波求医，却无敢收治之人。

癌魔一分一秒地吞噬着老人的生命，死神一步一步地向老人逼进……

呕吐，不停地呕吐，使白玉珍大娘粒米不食，滴水不饮了。老人脸上无一点血色，眼窝及两腮明显地塌陷进去，浑身完全是皮包骨了，身子蜷缩着，如果不是那张开的嘴巴上气不接下气地喘息，真会使人怀疑老人还活着……终于，无可奈何的儿女们不得不商讨老人的后事了。

正在这时，一位熟人给这个被阴影笼罩的家庭——五一路前街 113 号带来了一线微弱的希望之光。说市内驻军 267 医院有位军医治疗癌症还有点道道，一些被大医院“判了死刑”的癌症病人却让他给治好了。而且这位军医对病人来者不拒，只要还有一口气，他就敢收治。找他去试试，老人也许还能……

怀着最后的一线希望，白玉珍老大娘被儿女送到了 267 医院临时肿瘤诊室。

“让我给老人治治看吧。”这位被传为有点道道的军医给白玉珍大娘进行了检查后，既没有退缩也没有夸口。但他那和善的面容及目光里露出的微笑，却给了患者的亲人一种异样的宽心和安慰。

这位军医叫谢继增。

当时，正是医院营建停诊之时，不能收患者住院，谢继增同志便答应为白玉珍大娘开设家庭病床。

一天、两天过去了……一个月、两个月过去了……半年过去了，像是一股神奇的生命之液从谢军医的药方里缓缓地淌进了白玉珍老大娘那已被死神折磨得枯瘦干瘪的身心，滋苏了她那被癌魔禁锢的灵魂……老人那双浑浊不清的眼睛渐渐明亮了，那一身桔黄色的病痕渐渐消退了，那褶皱的皮肤渐渐舒展了，丰润了，有光泽了，两颊浮起了浅浅的红晕，食欲一顿顿地增加着……终于，大娘康复了。笑声，驱散了笼罩家庭的阴影；热泪，涌出了老人的眼眶，一滴滴落在了被她紧紧握住的这位救命恩人的手上，她那湿润的目光凝视着眼前被军辉映红的脸庞，许久没说出一句话。可又有什么话语能比此刻的目光更能表达老人的心情呢？……

"真没想到，大娘这边北京大医院都没有办法治的病，却让一个普通军医在家里给治好了。"

"别看谢大夫年纪不大，这医道可不小哇!"

"看来这不治之症也有治啦!"

街坊邻里们看着白大娘康复的身体，对谢继增同志交口称誉。

然而，更使人欣慰的是，今年六月，也就是白玉珍大娘康复一年之时，笔者与谢继增同志一起登门去看望这位老人。进院后，只见一大娘身裹围裙正举斧砸煤，十几斤重的大煤块，几斧就在老人的斧下砸碎了。老人的身子骨显得那样结实有力。如果不是她的大儿媳告诉我，我真不敢相信这位老人就是当初差点被癌魔夺去生命的白玉珍大娘。

“同志，不瞒你说，自从谢大夫治好了我的病，觉得这身子骨结实多了。现在我在家看着两个孙子，这管做饭，屋里屋外的忙活也不觉累。”大娘满怀地笑着，像一股蜜汁灌满了她的心窝。

谢继增同志也笑了。不过，他的笑不仅仅为大娘的康复，更让他兴奋的，是在医治癌症上又获取到一点新的经验，以解救那些被癌魔威胁下的生命……

白玉珍老大娘是被谢继增同志基本治愈的第九位癌患者。当人们赞美他的医术时，也许还不知他是个“土生土长”的医务工作者，十几年前，他只不过是一名连队的卫生员，医治癌症，只有六、七年的时间。

心怀民情，夜思不眠
志降癌魔，暗自发奋

这是六年前的一幕了。

夜，显得那么静。这座不大可也不算小的驻军医院在山城的怀抱里进入了梦乡。然而躺床上的年轻军医谢继增却辗转反侧，难以入睡，望着窗外那永恒的北斗和不时划空而逝的流星，心里很不宁静。白天，一位患者的亲人在门诊楼内的焦急、恳求的声音久久萦绕在他的耳畔：“大夫，求医院给老人治治吧。咱知道这癌症难治，就是治不好，能有人给治、敢治，对病人也是一点精神安慰呀。哪怕让病人多活上几天，也算咱当儿作女的尽了抚养之孝哇……”多么可怜的一点要求啊！可因为医院没有肿瘤诊室和这方面的专门医生，竟连这点可怜的要求也没能答应。医院根据自身的客观条件予以推辞虽不无理由，但作为医生，谢继增心中却有一种深深的内疚感和不是失职的失职感。

这一夜，他失眠了……

“天灾病祸”——尽管人们难以躲过，可让人们最难以承受的病疾恐怕莫过癌——这个令人绝望、惊惧的“恶魔”了。即使是医术高明专家，也不能不感到它是个难以对付的“罪魁”。哪怕你把它从肉体上割掉，也未必能彻底根治！难道就真的没有对付癌症的方法吗？难道“癌”注定就是死亡的代名词吗？……一个又一个“?”号似水波在谢继增的脑海里涌起，荡开，荡开后又涌起。呵，那患者是多么需要，人们又是多么希望能有一种降服癌症的药，降临人世啊！然而又何处去寻，何地去找呢？……

不久，谢继增的书桌上堆满了《中医肿瘤学》、《肿瘤的诊断与治疗》、《千家药方》、《中草药大全》等一本又一本有关诊治癌症的医学书籍，借助医学辞典默默地阅读着，抄记着。夜晚，当整个医院都合上了睡眼，谢继增同志窗口的灯光依然同夜空的北斗一同闪烁。

他开始向医学的顽固堡垒——癌，进击了。

中国医药学立于世界之林，中草药以它特有的奇异功效引起了谢继增的深思。入伍以前他就曾向邻村的一位老中医拜师学技，积累了一些中草药的知识。他决定向中草药这座历史悠久的医学宝库索求进击“癌魔”的“弹药”。

信心和毅力是点燃神思的火种，是开启睿智的钥匙。谢继增对那些人类智慧的结晶——古往今来的中医药学书籍如痴如迷，一本又一本地钻研着，一页又一页地抄记着。短短一年的拼博，他先后翻阅了近百本书籍刊物，记下了五十万字笔记。搜集整理了三千多个民间的土方、偏方、验方。这使他的思想渐渐变为富有，理论渐渐丰厚。然而，其间谁知他“自讨”了多少“苦”呢？遇有难解之处，哪怕是三天三夜不合眼，他也得弄个水落石出。一次，他在一本古医书中看到一治疗噎嗝的药方，其中有一位药叫鸡舌香，这个药名是他第一次看到，过去从没听说。而书中没有写明此药的作用和用量。谢继增查遍了医院的药学书籍，也未查到此药。于是他就到市内各个药店，找老药工及老中医求教，可回答都说不清楚。但他并没有罢休，动笔给上海的利群药店写信请教。然而得到的回音也是“不清楚”。即使如此，谢继增也毫不灰心。他跑到市图书馆去查。一天过去了，没有收效，两天过去了没有结果。俗话说，“功夫不负有心人”，第三天，《车医宝鉴》这本不曾见过的古医书籍使他顿时“云开雾散”，查到了鸡舌香这位中药的有关知识，走出图书馆，他兴奋得象“凯旋而归”的勇士。

对各地有关治愈或基本治愈不同癌患者的病历记载及医学论文，谢继增更是如获至宝，不遗余力地进行搜集。

院领导为开阔谢继增的眼界，汲取别人的经验，还批准他到各地的医院及被治愈的癌患者家里去走坊。一路上，谢继增无暇盼顾上海滩的秀丽风姿，也无心欣赏岚影沉浮的西湖春色；庙宇雄奇的少林寺留不住他的脚步，织帘喷珠的黄果树瀑布也牵不去他的目光……谢继增争分夺秒地奔波于各地的医院、诊室及患者家中。就连旅途的车厢里，他也在整理看走访后的笔记。走访中，不论是社会上享有盛名的肿瘤专家，还是隐居山村的庄户土医，只要听说谁在医治癌症上有所成就，哪怕“踏破铁鞋”也不肯放过叩门的机会。谢继增就象那勤劳的蜜蜂采集着“百花”之“蜜”。

那一滴滴的汗水化作了知识之泉，渐渐地蓄入了他的脑海……

汗水聚凝治癌之药
心血化作降魔之丹

时代不同了，人才得到了应有珍惜。正当谢继增暗暗拼搏之时，医院党委为给他以用武之地，使他在实践中探索前进，

1980年初，专门增设了肿瘤诊室。这不正是他内心的渴盼吗？谢继增笑了。他庆幸自己身边有这样的工作更加满怀期冀，益发坚定地努力着……

诊室虽简陋，但在谢继增眼里，却如一座神奇的科学迷宫，深广诱人，充满了奥秘，引他去探索追求。尽管他不是旗开得胜者，但这里毕竟使一位又一位癌患者的生命重新受到了生活的接纳，给一个又一个家庭送去了幸福的笑声。

军人家属李秀梅，是位五十多岁的家庭妇女。1980年患膀胱癌已至晚期。一天小便数十次，而且疼痛难忍，被癌魔折磨得死去活来。目睹者无不为之揪心。经谢继增用药半年，病情出人意料地好转。患者排尿正常，痛感完全消失。经别的医院检查，膀胱癌组织肿块几乎不见了，尿液里再无癌细胞出现。患者的精神一天比一天旺盛，看上去并未留下什么病态的余痕。谢继增最近又带李秀梅到医院进行复查，结果一切均属正常。也就是说，患者在用药后两年半的时间内没有出现复发现象。

癌——无可否认地在谢继增的药方里退缩着。当初曾有人怀疑他是瞎猫碰上了死老鼠，然而，那写有“再生之情，终生难忘”、“治癌有方，妙手回春”等赞美之言的一面面大镜框被患者及其亲人们捧献给医院的时候，怀疑者的目光不见了。在事实面前，谁还能不信服呢！

当然，谢继增不是神医，也没有仙道，也有不少患者因用药无效还是被癌魔夺去了生命，这使他内疚，但更促催他奋发进取……

心似热火，暖在病人身边
情如春风，拂进患者家门

“医生应该是患者心中的一团火，病人眼里的一盏灯。”这是谢继增同志常挂在嘴边的一句话。他的忘我的工作精神，正是这句话的真实写照。他那颗心就象拴在了患者的心上。几年来，谢继增为给各类癌患者开设了一百二十多张家庭病床。病人多的时候，要同时巡诊十几个患者，早晨骑着自行车出门后，一直忙碌到晚间才能回家休息。两条腿累得发酸发木，可第二天又照常出现在患者身旁。雨，拦不住他；雪，阻不住他。一年四季不知疲倦地背着诊包奔波在市内的大街小巷里。节假日似乎与他无缘。公园、电影院也不见有他的身影。他在患者的笑声里寻觅着自己的欢乐。

当山城的大街小巷里涌动起下班后匆匆归家的人流时，谢继却骑着自行车朝着与家相反的方向驰去，而且成了习惯。他知道，这正是那些家庭病房的患者服药的时间。一些患者的药方里配有剧毒药物，以防有人服错了时间或用错了药量而造成意外的后果。为此，他身上常常有一本记着患者用药时间的“备忘录”。一次，住在市内亲戚家的位内蒙古肝癌患者傅玉莲，因错服了药物用量，出现了剧烈的消化道反映，浑身抽搐，全家人正束手无策之时，谢继增及时赶到了，妥善处理后，使患者转危为安。

呵，谢军医，你如此白天黑夜地忙碌在病人身边，这充沛的精神是哪来的呢？采访中我总想探讨一下他的内心世界。

“如果病人是我的亲人，我会怎样呢？”多么实在的回答啊！多么崇高的思想境界！我的心似乎也被一团热火灼烤着……

张家口市报 1985年8月5日 星期一 农历乙丑年六月十九 第183期（每周六刊本期四版）

九、《人民日报市场报》：

（当代名医）降癌除魔克星——谢继增

晓 荷

癌症已成为当今社会的常见病、多发病，其发病率、死亡率竟高达到了令人谈癌色变的程度。为了攻破癌症这个顽固的堡垒，北京健安医院院长谢继增教授急病人之所急，帮病人之所需，潜心三十多年研究挖掘我中华中医宝贵财富，练就一身精湛的医疗技术，在国内外享有极高声誉，被称为降癌除魔的克星。

灵丹妙药传四方

经过近三十几年的中西医结合防治肿瘤工作的艰辛研究，谢继增终于摸索出一套中西医结合的防治肿瘤的经验。

他研制出的治疗食道癌、肝癌、胰腺癌、膀胱癌等病症的肺丹、消结灵和血丹、消瘤丹、百草冰等中草药制剂，特别是荣获国际金奖‘肺丹’系列使癌症不再是不治之症。内服外贴‘三联一体’治疗糖尿病也取得很好的临床效果。

谢继增先生由于对治癌、糖尿病有独到之处，从此而出名，慕名从世界各地而来就诊者络绎不绝。

谢大夫的高超医技有口皆碑。食道癌患者史殿林在外地医院手术治疗后局部复发，淋巴结转移，不进饮食，病情危重。后经先生耐心医治，起死回生，肿瘤缩小，并痊愈。患者李秀梅经医院诊断为膀胱癌晚期，已不能再手术治疗，经服用谢大夫调理的中药半年，病情减轻，先后膀胱镜检查，肿块消失，尿脱落细胞检查未见癌细胞。

一九九二年十月的一天，世界第一届中华治癌学术研讨会在新加坡隆重召开，参会者大都是来自东南亚一流的中医学的权威人士或经国内严格筛选的中医治癌新秀。会上，他的《中西医结合治疗白血症临床探讨》、《白血病临床经验二百九十六例观察》、《变应化瘀丸治疗消化系统肿瘤疗效观察》、《肺丹治疗肺癌一百九十六例临床观察》等论文，引起与会各国学术权威们的称赞，感叹这位中国年轻的军医对传统医学独树一帜，脱颖而出。

艺高人胆大

谢大夫敢于超出《中国药典》常规，大剂量用药，大得难以令人相信和接受。比如，双花按传统药方一副药一般用三十至六十克，而他用到三百克。细辛一般用至三克，而他竟然超出十倍。地骨皮用于治疗癌性热有效，但如果病人持续高烧，用古医术规定的十五至三十克当今很难见效。体验见效。体验使他最有发言权。为了掌握大剂量用药的第一手材料，他不怕被死神吞噬，像神农尝百草那样亲自试验。

一次他喝了三十三克细辛熬成的药汤，只觉恶心、呕吐、浑身出汗、血压顿时升高。据此，他果断地得出结论，细辛用到三十克乃最大剂量。

中医理论在继承的基础上贵在提高。他认为，现代的抗药性增加了比如过去病人注射青霉素用量在二十至四十万单位间，现在用量竟达八百万单位，因此一代抗生素新药「先锋」也就应运而生。中草药是一种自然的野生植物资源，很难以新代旧。中草药为什么当今要比古代加量大呢？因为现代中草药大都是人工培植的，与吸收日月之精华，采万物之精气的野生药物相比较，在药性上还要大打折扣。现在即使是野生草药，由于生态环境变化而药性也不能同昔日相比。所以，他认为，任何事物都是发展变化的，墨守成规是没有出路的，而只有大胆地闯禁区才能不断将医学理论提高到新境地。

医海无涯

天道酬勤。三十多年的艰苦奋斗使他终于步入了医学界之巅。他冲出了中国走向了世界。曾两次赴港台地区进行学术交流，还应邀两次到美国出席第二、第三届世界传统医学大会，其成果均获金杯一等奖，特别是一九九七年，他被世界卫生组织国际传统医科大学授予博士学位。

百尺竿头，更进一步。按理讲，谢继增先生已满誉在身，但他并不满足已取得的成就。他讲：中华医学博大精深，我离真正的行家手还差得很远，还需继续努力，我要将有限的生命投入到无限的救死扶伤的事业之中去。

市场报——医食住行 1998 年 9 月 4 日第 26 期

十、《新疆绿洲声屏报》、《作家文摘》：

“谢大胆”轶事

谢继增先生人称“谢大胆”。何以名为？盖因他善于对症下药，敢用猛剂故也。谈起这个外号的来历，先生总是嘿嘿一笑：“说起来话长罗……”

继增先生出生于河北安国县。安国自古属保定府所辖，素有药都之称。县境内建有药王庙，塑有华佗、张仲景、孙思邈等历代名医神像，至今香火不绝。

安国人崇拜中医，从古至今，学医风气甚盛。因此，安国成为历代名医荟萃之乡。继增先生出生于中医世家，至他已是五代祖传了。先生 15 岁时因贫困辍学，乃跟随伯父学医。伯父为当地名医，在乡间极有威望。其时，继增先生脸上菜色未退，体瘦如猴。然而双目却炯炯有神。他虽身处穷乡僻壤，却志存高远，发誓毕生从医，普救苍生。伯父对他悉心教诲。从药物的采集、炮制到精心组方配方，对病人的辨证治疗，无不言传身教。

继增先生博闻强记，好学不倦。这期间，先生以顽强的毅力，研读了许多古代医书。医古文佶屈聱牙，艰涩难读，先生就边查字典边读书。不懂的地方，就请教伯父。每当夜深人静，四周寂然，先生居室总是一灯荧荧，伴他夜读。虽夏夜燠热，蚊舞成群，或冬夜苦寒，朔风透壁。先生仍浑然不觉，坚持夜读不辍。

谢继增先生读书持之以恒。数年来，他不仅读书数量极为可观，还背熟了许多汤头药方。对祖传的“三印、两触，一点法”及针灸之术，亦能心领神会，融汇贯通。他的医术循序渐进。伯父奇其志，嘉其行，对他抱有极大期望，常得意地捻须语乡人曰：“孺子可教，谢氏医术后继有人矣！”

五年后，继增先生已是闻名乡里的“赤脚医生”了。为了开阔视野，增添阅历，他于是应征入伍，。部队首长爱其才，对他重点培养使用。为提高其理论知识，送他到大中专院校读书深造。先生从军 29 年，先后在河北、北京几家部队大医院任职。今年春天，他由副师级军衔转业，被分配到北京市健安医院任院长。他的技术职称由医士、医师、主治医师至副主任医师。转业时，晋升为主任医师。

继增先生在医疗战线扬鞭催马、纵横驰骋，可谓一路春风，芳草满目，他的所学，得到了充分发挥。多年来，他发表了许多篇极有影响的学术论文。1992 年 10 月，他应邀出席新加坡“世界针灸传统医学研讨会”。他在会上宣读了《白血病临床治验 296 例观察》、《变应化瘀丸治疗消化系肿瘤疗效观察》、《肺丹治疗肺癌 196 例临床观察》三篇论文。会议规定每人发言不得超过 15 分钟。会议组织者特批准他发言 40 分钟。为此他惴惴不安，生怕引起人们非议。及至论文宣读完毕，却博得了热烈掌声。1995、1996 两年，他曾两次赴港台地区进行学术交流，还应邀两次到美国出席第二、第三届世界传统医学大会，均获得金杯一等奖。

现在，继增先生是中国文化研究会传统医学专业委员会副主席兼秘书长、世界传统医药科技大学客座教授、世界传统医学联盟委员；中国北京肿瘤骨病研究会理事。

谈起为医之道，继增先生兴趣盎然，谈锋甚健。他认为一个真正的医生，必须做到医术精、医德美。两者不可偏废。他这种观点是从小树立的。

为培养先生的高尚医德，伯父当年曾多次给他讲一些古代医家富贵不能淫、贫贱不能移的事迹。他记忆最深的是“庐山杏林”的故事。故事的主人公是汉代的名医董奉。他给病人治病从来不取报酬。病人愈后，便给他种一棵杏树作为纪念。时间久了，他的住宅附近成为一片杏林。春来花开，如霞似锦，蔚为奇观。先生至今记得他刚学医时的那年夏天，伯父在槐荫下，微闭双目、手摇蒲扇，让他一遍遍读孙思邈《千金方》中一段名言的情景：“凡大医治病，必当安神定志、无欲无求，先发大慈恻隐之心，誓愿普救含灵之苦。若有疾危来求救者，不得问其贵贱贫富，长幼妍媸，普同一等，皆如至亲之想。亦不得瞻前顾后，自虑吉凶、护惜身命，见彼苦恼，若己有之，身心凄怆，勿避险巇，昼夜寒暑，饥渴疲劳，一心赴救，无作功夫形迹之心，如此者可为苍生大医。反此则是含灵巨贼。”

先生明白伯父的良苦用心，多年来他铭记在心，身体力行。七十年代中期，继增先生所在的集团军成立了“肿瘤调研小组”，任命先生为组长。他上任伊始，夙兴夜寐地制定攻关方案。他发现过去一些被医院判为死刑的癌症患者居然有少数顽强地活了下来。有的甚至已十年之久。经细打听，方知这些人除了精神乐观，坚持体育锻炼之外，都吃了一些民间医生开的土方验方。这一发现，使他激动不已，他便率领组员到河北、河南、山东、贵州、北京、上海等省市的一些地区追踪访问一些民间医生，广泛收集土方、验方。

这些民间医人大都性格怪僻，极难接近。且大都居于乡间。要找到他们并讨取秘方谈何容易。为此，先生及其同伴不仅常受徒步跋涉之苦，有时还被迫使用一些手段来达到目的。

一日，继增先生于河北某地路遇一英俊青年。青年殷殷向他问候，其貌甚恭。先生始而愕然，继而惊喜地说："想不到是你!"原来，这位青年人数年前曾是他未治愈的一个癫痫病患者。那时这青年蓬头垢面、疯言疯语，今日见之，简直判若两人。先生忙与之握手寒暄，问医者何人。青年人告诉他，乃邢台南宫县一位乡医。

先生乃与同伴赶往南宫。乡医住处花木扶疏，其境甚幽。此人虽已年近花甲，但却面目红润如童，气宇不凡。先生不禁暗暗称奇。乃佯装为患者求医。乡医为之开方取药。先生尾随其后观察。翌日，又复来。寻找借口，磨蹭着不走，从而细察乡医给其他病人开方抓药情景。然而，仍未得要领。几日后，先生探得乡医到学校代课，乃登门拜访，趁乡医之妻外出寻夫之机，房内房外，仔细察看。发现屋檐下有黑白红三色线吊着许多苦胆。先生看了，心中暗笑："原来奥妙在此。"乃偷取之。回来研究，果然不出所料。有好几种药粉是浸泡在苦胆里的。就这样，一个验方就到手了。经过一年多努力，继增先生及其战友收集了数千个验方、土方。经过整理，结合前人方剂进行加减配置，炮制成了各种抗癌、治癌及防治各类顽症的新药，用于治疗乳腺癌、皮肤癌、骨肿瘤疗效极佳。后来，先生又研制成功“肺丹”系列及医治糖尿病系列药品，取得了更好的疗效。

由于继增先生对药性了如指掌，因此在下药时敢于加重剂量。如双花，传统药方一副药一般用30克至60克，而他用到300克。细辛一般3克，他竟然用到30克。地骨皮用于治疗癌性热有效，但如果病人持续高烧，用古医书规定的15至30克就很难见效。先生用药剂量总是以取得最佳疗效为标准。然而，这样做就要冒很大风险。于是，他就像神农尝百草那样亲自试验。一次，他喝了33克细辛熬成的药汤，只觉恶心、呕吐，浑身出汗、血压顿时升高。他于是得出结论：细辛用到30克乃是最大剂量了。

他的这样“越轨”做法，自然引起了人们争议。于是，院里就开会讨论。先生根据多年的临床经验侃侃而谈，雄辩滔滔。说得持反对意见者哑口无言。于是“谢大胆”之名不胫而走，闻名遐迩。

继增先生尤重医德。他视病人如亲人。30多年来，他无论在地方、部队，还是农村、城市行医，只要有危急病人相求，他总是尽量去办。他时常置个人安危、劳累于不顾，全力为病人服务。因此他在病人中口碑极佳。

1976年唐山地震时，先生正在北京军区军医学校读书。震后第二天，他奉命率全班学员赶赴现场，负责把伤员护送到石家庄、郑州、南京、上海等地抢救治疗。这样一直坚持了29天，直到唐山最后一批伤员送走为止。

1995年秋天，继增先生的父母同时报病危，接到电话，先生心急如焚。乃急忙驱车赶回河北。迅速采取了紧急抢救办法，两天后父母转危为安，但病情仍很严重。这时他突然接到催他速回北京的电话。原来是一们河南肝癌患者病重。先生走前曾留下了电话号码，让根据病人情况，随时打电话叫他。当时已是深夜12点多了。他来到医院，见病人肝腹水严重，乃立刻予以治疗，使病人的腹水迅速减轻。

哈尔滨有位年青的大学生患白血病，已到后期，百治无效。患者父母经人推荐，请求先生赴哈治疗。先生乃为之诊治，暂遏病变。说来也奇，病人服药后精神顿爽。而且，先生走后又复发如故。先生就又乘机飞来。也许是心有灵犀一点通吧，病人一见先生沉疴若失。反复数次，无不如是。病人母亲奇其缘，乃让病人对先生以舅称之。后来病人病情日笃，先生干脆留住其家，日夜守候，这位大学生病故。先生每与人谈起此事，时常扼腕长叹。

继增先生精于针灸，号称“神针”。多年来曾为无数患者都解除痛苦，从来不计报酬。1993年11月，某国总统夫人随夫访华，偶感风寒，高烧不退，治疗无效。后辗转找到先生。先生乃用针灸医之。40分钟后，夫人体温下降，当即吃了一碗馄饨。总统极为感激，邀请先生到他们国家定居。又拿出若干美元相赠。先生婉言谢绝。

丁丑年季秋，继增先生来石河子讲学，余乃得以结识。先生年近知命，然而黑发茂密。望去若四十许人。他生于燕赵之地，性格豪迈不羁。其待人接物，毫无架子，使人顿生亲切之感。先生此次西北之行，乃应石河子市中医院院长刘珀先生之邀，联合在石开设糖尿病、肺癌专科门诊。刘珀先生亦以“刘大胆”雅号闻名石城。此次“两大胆”合作令石城医界瞩目。

（摘自 1997 年 9 月 29 日《绿洲声屏报》宗树荫文） 作家文摘

十一、《人民日报市场报》:

（当代名医）我所认识的谢继增大夫

何映辉

一转眼，我认识北京健安医院院长谢继增先生已一年有余，随着与谢院长交往日多，我对他的医术也越来越钦佩。

人人自有缘情在

去年夏天，一位朋友的老父不幸患了癌症，辗转找到了谢院长，经谢院长精心治疗，癌症得到有效控制，身体也日益恢复。听到友人的介绍，我感到很惊奇，于是冒昧赶到位于北京天坛公园南门的北京健安医院，决定探一探这位誉称“谢大胆”的名医。

我与谢院长虽初次见面，但果真应了那句“病家不用开口，便知病情根源”的俗语，未等我与他交谈，谢院长便告诉我腹有寒瘀。确实，那天采访谢院长时，正赶上肚子不舒服，一阵阵绞着疼。看着我疼痛难忍的样子，谢院长拿了一根针，在我肚子上轻轻扎了一针，顿时，一股热流在周身穿过，疼痛一会儿就消失了，再摸肚子，不再胀胀的，而是软软的，很舒服。谢院长告诉我，人的身体内主要是气血在运动，当身体内的热气与刚吸进的冷气在身体内的某一部位，或某一器官交汇，有时就会产生流通不畅的感觉，其表现就是肚子胀，疼痛，即俗话讲的喝了风。对于女同志来讲，每月不方便的那段时间，经常会发生类似情况，故而要保温，使身体尽量与外界温度保持一致，这样才能保障气血的顺利运行，不至于不舒服。

谢院长讲的道理尽管简单，但确实是其多年医学实践的结晶。

人说来是有缘分的，去年 10 月，谢院长在张家口又与人合作，开设了张家口桥西区玉带桥医院。开业的前一天，谢院长在忙碌了一天之后赶往张家口，并邀我同行，一同到张家口主持医院开业的是著名医学家、誉称中国回回医学奠基人的中国中医研究院研究员安迪光老先生。

安老是从事了几十年医学研究，并有多年从医经验的著名学者，一路上，谢院长与安老都谈锋甚健，每每谈起用药，安老都十分惊奇谢大夫的魄力。

谢院长告诉安老，双花按传统药方一剂药一般最多用30至60克，而他有时竟用到300克，细辛一般用3克，而他经常用到30克，地骨皮用于治疗癌症热有效，但如果病人持续高烧，用古医方规定的15至30克，而今天就很难见效。对此，谢大夫讲，他的用药剂量总是以取得最佳疗效为标准，以获一步到位的疗效。

听到谢大夫如此大胆的用量，安老禁不住说："这样的剂量真是够大的，难怪别人称你谢大胆。"

对于安老的称赞和担忧，谢大夫自有道理，体验使他最有发言权，为了掌握大剂量用药的第一手材料，他不怕被死神吞噬，像神农尝百草那样亲自试验，一次，他喝了33克细辛熬成的药汤，只觉恶心，呕吐，浑身出汗，血压顿时升高。据此，他果断得出结论，细辛用到30克为最大剂量。

谢大夫之所以这样做，是因为他认为中医理论贵在提高。随着人们用药的不断改变，病人身体的抗药性也在不断增加，过去病人注射青霉素用量在20万至40万单位之间，现在用量竟达800万单位，因此新一代抗生素"先锋"就应运而生。中草药是一种天然的野生植物资源，很难以新代旧，然而，中草药之所以要比古代加大用量，这是因为现代中草药有许多已由野生改为人工培植，与吸收日月之精华，采万物之精气的野生药物相比较，其药性已大打折扣。现在即便是野生草药，但由于生态环境变化，其药性也不能同古代野生草药相比。因此，要提高疗效，就必须打破常规，只有大胆地闯禁区才能不断将医学理论、医疗水平提高到新的境界。

杏林艰辛苦寻觅

随着与谢大夫的交往，我逐渐了解了他。

谢继增院长出生于河北安国市，安国市自古属保定府所辖，素有药都之称。安国市建有药王庙，塑有华佗、张仲景、孙思邈等历代名医神像，香火鼎盛。

安国人崇拜中医，从古至今，学医风气甚盛。因此，安国市成为历代名医荟萃之乡。谢继增院长出生于中医世家，至他已是五代祖传，15 岁时，因家贫辍学，跟随伯父学医。其伯父乃当地名医，在乡间极有威望。为使他毕生从医，普救苍生，伯父对他悉心教诲，从药物的采集，炮制到精心组方配方，对病人的辨证治疗，无不言传身教。

他只有小学文化，但却博闻强识，好学不倦。这段时间，他以顽强毅力，研读了许多古代医书。医古文晦涩难懂，他就边查字典边读书，遇到不懂的地方，就请教伯父。每当夜深人静，四周寂然，总是一灯荧荧，伴他苦读。夏季燠热，蚊舞蝇飞，他依然夜读不辍；冬夜苦寒，朔风透壁，他照样求索冥想。

在伯父的悉心教诲下，他不仅读书数量大增，还背熟许多汤头药方，对祖传的“三印、四触、一连线”的针灸之术，亦能心领神会，融汇贯通。他的医术循序渐进。伯父奇其志，嘉其行，对他抱有极大期望，常得意语乡人曰：“孺子可教，谢氏医术后继有人矣！”

历经五年，谢继增已是名闻乡里的“赤脚医生”了，为了开阔视野，增添阅历，他应征入伍。他告诉我，在新兵连里，偶遇部队领导不慎将腰扭伤，急难之时，他挺身而出，用推拿术迅速治好了首长的病痛。部队首长爱其才，派他当了连队的卫生员，这一不太起眼的岗位，对他来讲真是如鱼得水，他的夙愿就是当一名军医，领导成全了他。为提高其医药理论，部队又先后两次送他到北京军区医学院、河北医学院深造八年。

经过两次深造学习，他成了既有理论根据，又有实践经验，并有机的将理论与实践经验结合在一起的实干家。他从军近 30 年，先后在河北、北京几家部队医院任职。1997 年春天，他由副师级军衔离职退休，到北京健安医院任院长，他的技术职称由医士、医师、主治医师至副主任医师、主任医师。

在与谢院长交往的一年多时间里，他曾多次向我讲起伯父培养他的往事。记忆最深的莫过于“庐山杏林”的故事。故事的主人公是汉代的名医董奉，他给病人治病从来不取报酬，病人愈后，便种一颗杏树作为纪念，时间久了董奉住宅周围成为一片杏林。春来花开，如霞似锦，蔚为奇观。在他刚学医的那年夏天，伯父在槐荫下，微闭双目，手摇蒲扇，让他一遍遍读孙思邈《千金方》中的一段名言，“凡大医治病，必当安神定志，无欲无求，先发大慈恻隐之心，誓愿普救含灵之苦。若有疾危来求救者，不得问其贵贱贫富，长幼妍媸，普同一等，皆如至亲之想。亦不得瞻前顾后，自虑吉凶，护惜身命，见彼苦恼，若已有心，深心凄怆，勿避险峨，昼夜寒暑，饥渴疲劳，一心赴救，无作功夫形迹之心，如此者可为苍生大医。反此则是含灵巨贼。”

谢大夫明白伯父的良苦用心，多年来铭记在心，身体力行。

就在我与他交往的这些日子，便亲身感受到他乃苍生之大医的德善。

去年冬天第一场大雪正下之时，河北某地有一位朋友患了绝症，辗转托人找到了谢院长，非请他亲自去一趟。望着纷纷扬扬的大雪，请他的人都有些犹豫，而当时，谢院长也感到身体有些不太舒服，但医生普救含灵之苦的责任感使他非去不可，待赶到那里，给病人治了病返回时已经天晚了，加之路上雪大路滑，谢院长的车出了事故。待我见到他时，已在北京军区总医院的病榻之上了，只见他双腿紧裹绷带，眼睛肿得好高。然而，就是这样，他依然还是谈笑风生，并无丝毫后悔之意。

谢大夫就是这样一个达观之人，历经 30 多年的努力，他成为一代名医。1992 年 10 月，他应邀出席新加坡“世界针灸传统医学研讨会”，他在会上宣读了《白血病临床 296 例观察》、《变应化瘀丸治疗消化系肿瘤疗效观察》、《肺丹治疗肺癌 196 叻临床观察》三篇论文。会议规定每人发言不得超过15分钟，对他会议组织者特批准他发言40分钟，为此他惴惴不安，生怕引起人们非议，及至论文宣读完毕，博得热烈掌声，他的心才安定下来。1995年，1996年，他两次赴港台地区进行学术交流，还应邀两次到美国出席第二、第三届世界传统医学大会，均获得金杯一等奖。

现在，谢继增院长是中国文化研究会传统医学专业委员会副主席兼秘书长、香港国际传统医学研究会副理事长兼北京分会副理事长、美国达尔文生物医药研究院副理事长、世界传统医药科技大学客座教授、世界传统医学联盟委员、中国北京肿瘤骨病研究会理事、国际颈、肩、腰、肢疼痛专辑编委、首都医药杂志编委。

对这些辉煌成就，谢大夫总是淡然笑曰："中华医学博大精深，可走的路太长。"

征服癌症路漫漫

我知道谢大夫善治癌症，讲起向威胁人类生命第一杀手的挑战，谢院长的话题一下就转到了20多年前。

70年代中期的一天，发生在部队诊所的一件事对他震动很大，自此，他变成了一名向癌症挑战的斗士。一位患者的亲人带着渴望的目光，恳求诊所为其老人治疗患在身上的癌症，就是治不好多活几天也是尽到了儿女一点赡养之孝。但是，由于没有肿瘤门诊及这方面的大夫，只好拒绝了这一叫人心酸的请求。这天夜里，他失眠了，他责问自己，难道癌症就不能攻克吗？病人被病魔缠身，而医生无能为力是当医生的最大耻辱！

这件事之后，正赶上国家开始号召向癌症进军，谢大夫所在的集团军成立了“肿瘤调研小组”，任命他为组长。他上任伊始，夙兴夜寐地制定攻关方案，并苦读了《肿瘤的诊断与治疗》、《中医肿瘤学》、《中草药大全》等医书。他发现过去一些被医院判为死刑的癌症患者居然有少数病人顽强地活了下来。有的甚至已十年之久。经细打听，方知这些人除了精神乐观，坚持体育锻炼之外，都吃了一些民间医生开的土方验方。这一发现，使他激动不已，他便率领组员到河北、河南、山东、贵州、北京、上海等省市的一些地区追踪访问一些民间医生，广泛收集土方验方。

这些民间医生大都性格怪僻，极难接近。且大都居于乡间，要找到他们并讨取秘方谈何容易。为此，他及七同伴不仅常受徒步跋涉之苦，有时还被迫使用一些手段来达到目的。

一日，谢大夫于河北某地路遇一英俊青年。青年殷殷向他问候，其态甚恭。他始而愕然，继而惊喜地说：“想不到是你！”原来，这位青年人数年前曾是他未治愈的一个癫痫病患者。那时这位青年蓬头垢面、疯言疯语，今日见之，简直判若两人。谢大夫忙与之握手寒暄，问医者何人。青年人告诉他，乃邢台南宫市一位乡医。

谢大夫乃与同伴赶往南宫。乡医住处花木扶疏，其境甚幽。此人虽已年近花甲，但却面色红润如同童，气宇不凡。谢大夫不禁暗暗称奇。乃佯装为患者求医。乡医为之开方取药，他尾随其后观察。翌日，又复来。寻找借口，磨蹭着不走，从而细察乡医给其他病人开方抓药情景。然而，仍未得要领。几日后，他探得乡医到学校代课，乃登门拜访，趁乡医之妻外出寻夫之机，房内房外，仔细察看。发现屋檐下有黑白红三色线吊着许多苦胆，他看了，心中暗笑："原来奥妙在此。"回来研究，果然不出所料，有好几种药粉是浸泡在苦胆里的，就这样，一个验方就到手了。

经过一年多努力，谢大夫及其战友收集了数千个验方、土方。经过整理，结合前人方剂进行加减配置，炮制成了各种抗癌、治癌及防治各类顽症的新药，用于治疗乳腺癌、皮肤癌、骨肿瘤疗效极佳。后来，他又研制成功"肺丹"系列及医治糖尿病系列药品，均取得了极好的疗效，并荣获国际金奖。

一份耕耘一份收获。在我与谢大夫的交谈中，我知道他不仅对癌症治疗有绝活，还对糖尿病深有研究。他摸索总结的内服外贴"三联一体"治疗糖尿病方法用于临床效果甚佳，使糖尿病不再是难治之症。

由于谢大夫对治癌、糖尿病有独到之处，为此而出名，慕名前来就诊者络绎不绝。有来自美国、日本、印度、英国、新加坡、奥地利等国的友人，有中国边远地区新疆石河子的少数民族兄弟，可以说，他行医遍及全国各地乃至世界许多国家和地区。

谢院长的高超医技有口皆碑。食道癌患者景玉田在外地医院手术治疗后局部复发，淋巴转移，肺转移，不进饮食，病情危重。后经谢大夫精心医治，起死回生，肿瘤缩小，并痊愈。李秀梅经医院诊断为膀胱癌晚期，已不能再手术治疗，经服用谢大夫调理的中药半年，病情减轻，先经膀胱镜检查，肿块消失，尿脱落细胞检查未见癌细胞。像类似这样的癌症患者，近年来他治疗数千例均达到理想效果。

行医做人一团火

在我与谢大夫的交往中，深深感到谢大夫的高尚医德，几位朋友的亲人相继受到病魔的折磨，经过谢大夫的治疗都取得了较好疗效，有的人还从死亡线上被拉了回来。每当我要感谢他时，总被他婉言谢绝了。

30 多年来，谢大夫在祖训“行医先做人”的感召下，提出了医生应是“患者心中的一团火，病人眼中的一盏灯”的信条。就是靠这种责任感和对人民的一片爱心，赢得了众人的信赖。

他精于针灸，号称针到病除的“神针”。多年来他曾为无数患者解除痛苦，从不计报酬。1993 年 11 月，某国总统夫人随夫访华，偶感风寒，高烧不退，治疗无效后辗转找到他。他的拿手绝活就是针灸，40 分钟后总统夫人体温下降，当即吃了一碗馄饨。总统极为感激，邀请谢大夫到他们国家定居，已拿出若干美元相赠，都被他婉言谢绝。北京可以说名院名医比比皆是，但抗日名将冯玉祥的女儿，只要腰腿病一发作，便找谢院长为她针灸拔罐，每次都是让老人家满意而归。

视病人为亲人，救人为己任是谢大夫的一贯信念。哈尔滨有位年轻的大学生患白血病，已到后期百治无效。患者父母经人推荐请求他赴哈治疗。谢大夫乃为之诊治，暂缓病变。说来也怪，病人服药后精神顿爽。然而，他走后又复发如初。随即他又乘飞机赴哈治疗，细心严谨的治疗和师长般的教导，使这位大学生顿生生活信念，病情立即好转。这样反复几次后，病人父母察觉到谢大夫不仅是病人的生理医生而且也是心理医生。为了使病人愉快的走完短暂的人生路，谢大夫干脆留住其家，浓厚的人间真情，使他与患者以舅甥相称，后患者病情恶化，他日夜守侯，病人大小便失禁，他便为病人端屎倒尿，尽管说病人最终病故，但他对病人的一片热情永不消逝，只会使他医德的光环更加绚丽多彩。

谢院长经常说：“医德比医术更难能可贵”。治病救人谢大夫只作为份内之事，从未有索取之心。深圳一建筑装潢公司总经理患膀胱癌手术后复发，后经他精心调理三个月后痊愈。这位腰缠万贯的大亨为感谢谢大夫救命之恩非要赠他一辆进口小汽车，面对这种情景，他选择的是拒绝。

30多年的艰苦奋斗使他终于步入了医学界之巅。他冲出了中国走向了世界。1992、1995、1996、1998年，他曾赴港台、日本、泰国、韩国、德国、法国等地区进行学术交流，还应邀两次到美国出席第二、第三届世界传统医学大会，其成果均获金杯一等奖，特别是1997年，他被世界卫生组织国际传统医科大学授予博士学位。1998年“肺丹系列治疗肺癌”，获国际最高金质奖，并被授予“对人类医学贡献”、“成功人士”等称号。

百尺竿头，更进一步。按理讲，谢继增先生已荣誉在身，但他并不满足已取得的成就。他讲：中华医学博大精深，我离真正的行家手还差得很远，还需继续努力，我要将有限的生命投入到无限的救死扶伤的事业中去。

我与谢大夫的交往还在继续，去年车祸所留下的伤痛还在折磨着他，尽管还要拄着拐杖上班，但病人就是命令，每当听到患者的召唤，他就仿佛听到战斗命令的士兵，勇敢地冲上去。对此，我也经常以朋友的身份劝他，但他说：“谁让咱当过兵呢?”

我庆幸有这样的机遇，结识这样的医生。

1998. 2. 11

十二、《河北信息报》：

古有邳彤　今生继增

——记著名治癌、糖尿病专家、健安医院院长谢继增教授

记者　昌　文

在河北省中部，潴龙河畔的安国市早在东汉时期的名将邳彤因对中医药理造诣极深，普救苍生，被誉为药王，并为世代传颂，在市镇修有药王庙。另外，该市还素有药都之称，境内种植中草药，崇拜中医，从古至今风气甚盛。加之继增先生出生于中医世家，在这样的环境熏陶下，先生早在孩提时代就对中医产生了兴趣。他十五岁因家庭贫困仅读完高小就辍学了，乃跟随名医学医。为继承祖国的中医药事业，先生数十年锲而不舍，走过了从一个高小到医学教授，从一个乡间赤脚医生到一代名医的艰难路程。继增先生参军戎马生涯二十九载于一九九七年从副师职军衔离职退休，现担任中国文化研究会传统医学专业委员会副主席兼秘书长，世界传统医药科技大学客座教授，世界传统医学联盟委员，中国北京肿瘤骨病研究会理事，国际颈、肩、腰、肢疼痛专辑编委，首都医药杂志编委，世界卫生组织国际传统医科大学博士，第二、三届世界传统医学

“超人杯”金奖获得者。这么高，而又那么多的荣誉集一人，难怪故土的人讲，我们这里“古有邳彤，今生继增”。

十三、《中国医药报》：

谢继增研究成果引起世界传统医学界关注

汤 利

本报讯 解放军268医院门诊部主治医师谢继增。以传统中药炮制结合现代加工方法。精心研制成功专治各种良、恶性肿瘤的系列中成药制剂。引起世界传统医学界关注。在前不久召开的第三届世界传统医学大会上，谢继增被评为“中国民族医药之星”。

谢继增的主要观点是：用“散结化淤”这一传统理论治疗癌症。关键是用药够剂量。他经常冒着生命危险在自己身上做实验，详细记录服药后的各种感觉，从中掌握药用量与疗效的关系，先后研制出“肺丹”“消瘤丹”“乳结灵”等中成药制剂。

摘自中国医药报 1996年8月22日

十四、《当代中国》：

杏林春暖

——访北京健安医院院长谢继增

邹红梅

在提倡和谐社会的今天，有这样一位白衣战士坚持以人为本的科学发展观，立足自己，以身作则，以精湛的医术救愈人，以高尚的医德感染人，以奉献的精神教育人，谱写了一曲曲文明和谐的就医乐章，让我们感受到了平等互爱的医患关系。

他有神农尝百草、华佗试青蒿草的胆量，亲自以身试药，造福人间；

他有着“视病人如亲人，无德不行医”的理念，守护患者；

他，从峥嵘的军旅岁月中走来，抚慰和挽救了众多濒临危亡的患者；

他，就是被人们誉称为“谢大胆”的北京健安医院院长谢继增教授。

医路漫漫　上下而求索

“天将降大任于斯人也，必先苦其心志，劳其筋骨，饿其体肤……”，谢继增在医学研究的漫漫长路中披荆斩棘，拨开迷雾，终于创造出医学领域里的奇迹。

谢继增，出生于河北安国中医世家，他的伯父是一位在当地很有名望的医生。1963 年谢继增小学毕业，因贫困不能升学，便跟随伯父学医。从小受家庭环境的熏陶，以及一颗志存高远、想要济世救人的心，让他甘愿在艰辛的医路上洒下自己的血与汗。

中华医学博大精深，至古流传下来的经典中医理论、药论多为古文，佶曲聱牙、晦涩难懂，对于仅有小学文化的谢继增，难度可想而知。但谢继增好学不倦，以坚韧的信念、顽强的毅力努力钻研。他边查字典边读书，不懂就请教伯父，不论是夜深人静，还是严寒酷暑，他依然苦读不休。谢继增悟性极高，加之伯父悉心指导，渐渐地他对众多古代医典心领神会、融会贯通，能熟汤头、通药性、精泡制、擅针灸，终于在 1966 年成为了当地一名名副其实的赤脚医生。

对军旅生活的神往，又让他成为了一名军人。而当时谢继增并未想到选择军旅生涯会是他人生路上的关键转折点。部队领导知道他通晓医书，便分配他到卫生所工作。在工作中，他总以一颗热情的心任劳任怨为战友看病诊疗，他的精湛医术令同事折服，名字在部队中渐渐响亮起来，很快就加入中国共产党并被提干。之后，他带领卫生所的卫生员积极投入到医药研制中，为部队医疗卫生解决了很多难题。当时，部队经常野营拉练，有时行军几十里都没有水源，有的战士甚至在行军途中渴晕过去。谢继增用了几种止渴生津、抑阳润燥的草药配成行军止渴丸，只要行军途中含上一丸，就可以一路不渴。军区首长欣赏他的才能，亲自任命其为集团军攻克癌症研究小组组长，从此他便在攻关癌症的领域里发挥出他的才智，潜心钻研、孜孜不倦、坚持不懈地探索。

为了搜集患者资料，他遍访各大医院，寻找病例线索，千方百计找存活病人，询问他们的治疗过程和治疗效果，然后进行对比、综合分析、总结经验，运用中医自然疗法进行临床实验。当了解到有些病人是依靠民间医生的土单偏方验方治愈的，谢继增就深入民间、亲自登门拜访。有的医生虽然持有有效验方和制药方法，但不愿外传，以各种理由拒绝。谢继增见直言求教屡遭拒绝，就装扮成病人或病人家属间接收集药方，仔细研究，配制药方。

以身试药　岐黄后学的楷模

唐代医学家孙思邈著有《大医精诚》，说：“凡大医治病，必当安神定志，无欲无求……一心赴救，无作功夫形迹之心。如此可为苍生大医”。古代还有神农尝百草、华佗三试青蒿草造福人间。现代有谢继增亲自试药找配方，研究疑难病症，用纯中药制剂治癌和防癌。在“研究小组”时期，张家口有一位乳腺癌患者，乳腺肿瘤呈菜花状溃烂，并伴有严重高血压、心脏病，很多医院望而却步表示无能为力，患者已在家中“等死”。谢继增知道后立即与病人家属联系，表示愿意无偿为她治疗。一个最终使他从同行中脱颖而出的想法开始形成。他知道《本草纲目》中记载过一味剧毒中药“砒霜”，外用专治无名肿毒，却很少有人敢试用。他认为中药配方中的“君、臣、佐、使”是一个非常经典的理论，普通药物如合理搭配会产生意想不到的疗效。那么什么药和砒霜配在一起能缓解砒霜之毒，不让其对人体产生副作用呢？他在自己身上反复试验，解决了砒霜的配伍和用量问题。用到患者身上后奇迹出现了，一个星期，患处便不再蔓延，一个月后患处缩小了，两个月后，肿块整体脱落，谢继增成功了。

谢继增没有死守医典泥古不化，他主张“尽信书不如无书”，要“师古而不泥古”。有一位患者经肝同位素全消造影确诊为肝癌晚期，医院断定至多还有三个月的生存期，当病人找到谢继增时所谓的生存期已过半。谢继增根据病人的特点选用硼砂为主药对其进行治疗，《本草纲目》记载，硼砂主治上焦痰热，除噎膈胃积块结，并且与砒霜相得。《药典》记载硼砂入药不能超过 3 克。为了取得最佳治疗效果，掌握最大用药量，他又在自己身上试验。从 3 克开始服，直服到 8 克时反应剧烈，恶心呕吐。他又研究如何利用配伍来消除其副作用。经过反复研究验证之后，他给病人开的药方中硼砂用到 12 克。病人服药后不久就开始上吐下泻，呕吐物中黏痰粘连成线。谢继增仔细观察病人反应，不断地调整用药。病人停止呕吐后，气色逐步恢复如常，治疗半年后病人康复出院。这次成功，使谢继增更加坚信了自己的认识正确：用药关键是要够剂量，剂量如果不够，药力就不能迅速达到阻遏病情发展，散结、通窍、去淤的目的，就会延误病期。于是“谢大胆”的雅号便传开了。

悬壶济世，医者怀仁心

古训说道：“夫医者，非仁爱之士不可托也，非聪明理达不可任也，非廉洁淳良不可信也”，谢继增以精湛的医术受患者爱戴，以“视病人如亲人，无德不行医”的服务理念，经常向贫困人群、孤寡老人提供免费就治及献爱心活动。哈尔滨有位年轻的大学生患白血病，百治无效。患者经人推荐请求他前往哈尔滨。谢继增为之诊治，暂缓病变。说来也怪，病人服药后精神顿爽。然而，走后却复发如初，他听说后随即乘飞机又赶赴哈尔滨。细心严谨的治疗和师长般的教导，使这位大学生重燃生的希望。病人父母称道谢继增不仅是病人的生理医生更是一位心理医生。为了使病人愉快走完短暂的人生路，谢继增干脆留住其家，日夜守侯，虽然病人最终病故，但浓厚的人间珍情永驻。

40 多年来，谢继增在祖训“行医先做人”的感召下，提出了“医生应是患者心中的一团火，病人眼中的一盏灯”。在他的身上，我们能感受最深刻的就是那种“以诚立德”、“以才辅德”、“以小积德”的精神境界。他曾为无数患者解除痛苦，从不计较报酬。深圳一建筑公司总经理患膀胱癌手术后复发后，经他精心调理，三个月后痊愈。这位腰缠万贯的大亨为感谢谢继增的救命之恩非要赠他一辆进口小汽车，被他拒绝了。谢继增认为一个真正的医生必须做到医术精、医德美、医风正。

在构筑和谐社会的今天，关注百姓疾苦，关心民众健康，需要大家的共同努力和参与。谢继增用他的实际行动践行着，在由他亲自带领的以中、青年专家为主的肿瘤专家小组，对肺癌的治疗取得了突破性进展，他们研制出的纯中药制剂“七贝肺安”和“通淋消症”，对肺癌和膀胱癌的治疗疗效显著，并获得国家两项专利。2000 年，齐齐哈尔一位老年肺癌晚期患者，在当地医院治疗无效的情况下，服用了谢继增教授研制的七贝肺安药物，肺部肿块消失，至今仍然健在。谢继增多次应邀出国讲学，接治来自美国、加拿大、日本、德国等全世界患者无数。